らくわく！

らくはじめて　わくつづける

1DAYファスティング

照井理奈　著
船瀬俊介・白鳥一彦　監修

●はじめに

さぁ！　今こそ、ファスティングの扉を開こう！

「たった1日だけ食べない選択をしてみる」

これだけでいいのです。
これで変われるのです。

最近、健康状態がすぐれない人、心のバランスや調和がうまく取れていない人、お肌が昔よりも衰えたと感じる人、人間関係や仕事など人生の問題でストレスを抱えている人、すべては好調だけれどもワンランクアップした生活を送りたい人…。もしもひとつでもピンときた方は、ファイスティングという選択を知ってほしいと思います。

私たちは日々当たり前のように食事をしています。しかし、食べないことで食に意識が向きます。今まで食べ過ぎだったかなと気づくでしょう。

自分の身体に1日食物を入れないことで、身体の声を聴くことができます。身体からのSOSをしっかり受け取ることができるようになります。自分の身体にとって「良いもの」

と「不要なもの」がはっきり分るようにもなるでしょう。

そして、今まで「これも必要！　あれもやらなきゃ！」といろいろなメディアやネットの情報に踊らされていたことにも気づくでしょう。しかし、安心してください。本書を読んで、食と上手に付き合う能力を磨き、自分自身で取捨選択できる能力を得ることができれば、ご自身の身体がちゃ〜んと正しい答えを導き出してくれるようになります。

真の健康を求めるなら、食べ方と食べるものを変えればいいのです。

私たちの体は食べたものでできているのですから。

しかし、体の中に長年の毒素がタップリ溜まった状態で、いくら自然な生命力あふれるものをせっせと摂り入れても意味がありません。

お風呂のお湯を想像してください。汚れた水にいくら新しい水を足してもなかなかキレイになりませんよね？　いったん汚れたお湯を全部捨てて、浴槽をよく掃除してから、キレイな水に入れ替える。こうすればとても気持ち良くなります。

ファスティングによって体内の老廃物をキレイに一掃し、自分自身が本来持っている自然治癒力を最大限に引き出していくことで、健康、アンチエイジング、美、心の平安と幸福感すべてがあなたの内に入ってきます。

身体や心が健康になるだけでなく、もちろん食べないのですからお金や時間の節約にもなり、今までできなかった新境地にチャレンジしたり、才能を開花させたり、新しい体験をたくさん積むこともできるのです！　まさに良いことづくめです！

読者の中には、「ファスティングって一体なに？」と首をかしげる方もいらっしゃるでしょう。もしくは、過去に試して挫折してしまったという失敗体験をお持ちの方もいるかもしれません。

そして、ファスティング未体験の多くの方はおそらくこう思われるでしょう。

「ファスティング？　断食？　え〜、食べないで平気なの？」
「たった1日食べないだけでなにが変わるの？」
「どうやって食欲を我慢するの？」
「ファスティングってどうやったらいいの？」
「逆に身体に害があるのでは？」

「興味はあるけれど、年齢的にちょっと無理かしら」

この本は1DAYファスティングに限らず、すべてのファスティングの疑問に全部お答えできる究極のファスティング入門ガイドブックといえるでしょう。

私たちの国、日本は世界トップクラスの長寿国であり、健康寿命もいつも世界で1、2位を誇っています。しかしながら今後もそのトップを守り切れるのでしょうか？

また、もしも長年寝たきりになってしまっていたらどうでしょう？ご本人にとってもご家族にとってもご負担は大きく、非常につらいことです。できれば、身体も心も健やかに長生きしたいと思うのは人類すべての願いであるはずです。

食事という字は、食と事、すなわち、『人を良くする事』と書きます。

本来、食事とは、人の心と身体を良くする事のはずです。しかし、現代の日本人は過食、飽食の時代となってしまっています。食文化の変化にともない、1日3食が当然、そしてたくさん食べることが良いと刷り込まれ、食べ過ぎの道へまっしぐらに進んできました。

なぜ日本はこんなに飽食になってしまったのでしょうか？

それには開国や戦争という歴史が大いに関わっています。

戦後、アメリカの指導で小麦粉や肉食乳食推進運動が広がり、学校給食が操作されました。しまいには、お米を食べない方が体に良いというなんの根拠のないことが浸透してしまいました。

それゆえに昔には見られなかったさまざまな不調が私たちの身体に襲いかかってきています。生活習慣病といわれる、ガンや心臓、脳の疾患、糖尿病や高血圧などの予備軍は後を絶たず、年々増加し続けています。このままでは遅かれ早かれ、ガンは2人に1人という時代が来てしまいます。


また、食べ過ぎだけではなく、農薬や食品添加物などの化学物質を日々体内に摂り入れ、蓄積され、排出しきれず体が悲鳴をあげていることも事実です。

そんな間違いだらけの常識や思い込み（思い込まされてきた、というのが真実ですが…）を手放し、今こそ立ち上がるときが来ました。その方法もいたってシンプル、簡単明瞭です。

そして「1DAYファスティング」に成功した方は、次の「3日間ファスティング」のステップへ進むことができるでしょう。

コツさえつかめば、1日コースも3日コースも同じようにリラックスして快適に取り組むことができます。

ファスティングは本来、3日間続けることで身体にさまざまな変化が訪れます。

ファスティングの効力は世界的に実証されているのです。海外ではヨーロッパなどを中心にファスティング治療をする病院がたくさんあります。日本のお医者さんは知らない方が今なお多いのですが、たくさんのミラクルが起きています。

実際、私のクライアントにはドクターも多くいらっしゃいます。

ファスティングは1度やってみると何度も挑戦してみたくなる魅力や面白さがあるようで、リピーター率が高い点が特徴です。私のクライアントさんの90%はリピーターとなり、年末年始後や、夏休み後など心と体のリセットをするために行っていらっしゃいます。

この3日間以上の本ファスティングへの登竜門ともいえる「1DAYファスティング」。

ここを通過してみることで、新たな試みにチャレンジできる自信が生まれるのです。

実は、私も絶対に食べないのは無理だと否定してきたひとりです。

だからこそ皆さんにこの体験をしていただきたくて、なにか気軽にできる方法はないのかと模索して生まれたのがこの超気軽にできる『らくわく！1DAYファスティング』なのです。

もう一度お伝えします。

「1日だけ食べ物を身体に入れない日をつくる」

たったこれだけで、幸せも、健康も、美しさも、若々しさも、あなたの欲しいものはすべて手に入れることができるのです。

誰もが手軽にはじめられる『1DAYファスティング』を知っていただき、食べることより、食べないことで得られる多くの素晴らしさをぜひ体感してください。

すべての皆様の健康と喜びと幸せのために、本書を捧げます。

照井理奈

目次

第1章　1DAYファスティングで身体と心がこんなに変わる!!

第2章　食べ物毒からスッキリデトックス！

ちょっと待って！　その食べ物、本当に安全ですか？

第3章　環境毒からキッパリデトックス！
家の中にも外にも危険がいっぱい

第4章　今日からファスティングをはじめましょう！

第5章 ファスティングを成功させるコツ

第6章 健康と美をキープする食の選び方

FASTING WORLD GOOD NEWS

文◎医療・環境ジャーナリスト　船瀬俊介

らくわく！ 1DAYファスティング体操

文◎アンチエイジングトレーナー　白鳥一彦

第1章

1DAY
ファスティングで
身体と心が
こんなに変わる!!

ファスティング（断食）は古来からの健康法

突然ですが、あなたの好きな食べ物はなんですか？　焼き肉、ハンバーグ、トンカツなどのフライ物、ラーメン、ファストフードのハンバーガー、クリームやバターたっぷりのスイーツ…。肉食女子やスイーツ大好き男子が増えている今、そんなガッツリメニューや甘いものが上位を占めそうです。

また、一週間にどのくらいの頻度で外食していますか？　男女問わず忙しい現代人にとって、安くて手軽なファストフードやコンビニのお弁当はありがたい存在ですが、あなたの身体にとってはどうなのでしょう？

われわれ日本人のライフスタイルや食生活は欧米化の一途を辿っており、生活習慣病やその予備軍は確実に年々増えていると聞きます。食べ過ぎや高カロリーなメニューのオンパレードになりがちな現代人ですが、その一方、近年ファスティングが再び見直されてきています。

そもそも、ファスティング（Fasting）とは一体なんでしょう？

ファスティングとは、ずばり、「断食」です。日本では古来より健康法として断食が実行されていました。日本だけに限らず、古代インドや中国、中東、ヨーロッパなど世界中で伝承医学や宗教の戒律《かいりつ》に含まれる形で生活に健康法として取り入れられています。そのほとんどが体内のデトックスと働きっぱなしの内臓を休ませるという目的です。

およそ3800年前に刻まれたエジプトのピラミッドの刻印に『人は食べた物の1／4の栄養で生きられる。残りの3／4は医者のために食べているのだ』（必要以上の物を食べれば病気になり、医者にかかるという意味）とあり、その頃からすでに食べ過ぎを戒《いまし》めていたわけです。

「断食をしたら、身体によくないんじゃないの?」、「栄養が足りなくて、病気になってしまうかも」と心配になる方もいるかもしれません。

しかし、野生動物を見てください。野生動物も怪我をしたり病気になったりします。そのとき彼らは本能によって最善の方法を知り、なにも食べずにじっとして回復を待ちます。

それは、食べることによって体内は消化吸収に余計なエネルギーを使わなくてはならないからです。実際平均的な食事のエネルギー消費は約１６００キロカロリーといわれ、フルマラソンで消費するエネルギーにも匹敵するそうです。どんな動物も食べる量を減らすと寿命が伸び、老化にともなう病気も激減することが実験で証明されています。

要するに、食べれば食べるほど莫大なエネルギーを消費し、その結果、体内の活性酸素の量を増やしてしまい、細胞の老化を早めたり、病気の後押しをしてしまうのです。

お腹がいっぱいになると眠くなったり、動けなくなりますが、これは消化作業にエネルギーを使うため、体を休めたいという脳からのサインなのです。

本来はこのエネルギーを代謝（細胞修復のサイクル）にまわしてあげれば、より元気な身体をつくれるのです。それが、ファスティングなら可能なのです。ヨーロッパでは「ファスティングで治せない病気は、医者にも治せない」ということわざがあるほどです。

ファスティングで得られる13のメリット

ファスティングをすることで得られるメリットは実にたくさんあります。

正しい知識とコツさえあれば、どなたにでも挑戦していただけ、心身の健康と美と幸福感のすべてを手に入れられるのですから、試さない手はありません。

①新陳代謝のサイクルを正常に戻す！

ストレスフルで不規則な生活をしている現代人は、無意識のうちに身体のリズムが崩れており、新陳代謝が悪くなっています。新陳代謝が悪くなると、さまざまな病気の元凶になったり、女性は生理不順や不妊症、肥満、肌荒れやくすみ、心のバランスの乱れなどを引き起こす場合もあります。健康の源である新陳代謝を正すことでさまざまな身体の悩みが解消されます。

②体内の汚れをピカピカにキレイにするデトックス効果！

私たちの生活は、食事に含まれる食品添加物や日常生活に潜む化学物質の数々にさらされています。これらは口、鼻、皮膚などの経路から日々体内に摂り入れられ、少しずつ体内に蓄積されてしまうのです。これらの老廃物が身体に蓄積され続けていくと、どうなるでしょうか？　当然、身体に不調が起こり、さまざまな疾患へとつながります。しかし、ファスティングによって、これらの老廃物を体外へ排出することができ、腸が浄化され血液もキレイになります。

③腸内環境が改善され、肌細胞の活性化&再生修復力UP！

ファスティングによって体内の善玉菌を増やし、悪玉菌を減らし、腸内環境を整えることができます。腸内環境が改善されると、肌細胞が活性化されるのでお肌がツルツルピカピカになっていき、化粧品に頼らなくても内側から輝くお肌を取り戻せます。アンチエイジングにも効果大です！

④活性酸素を減らす！

呼吸をすることでも約2％の活性酸素が生成されますが、活性酸素は身体を錆《さ》びつかせてしまうのです。しかし、ファスティングによって生成される代謝酵素の働きによって、ガンや老化現象などほぼすべての病気の元凶と言われる体内の活性酸素の量を減らし、内臓を修復したり、内臓の機能を高める働きがあります。

⑤免疫力、自己治癒力ＵＰ！

免疫力が高まり、アトピーや花粉症などのアレルギー体質が改善されています。免疫力がアップすることで、アレルギーだけでなく、実際、さまざまな疾患の症状が改善しています。

⑥体脂肪が落ちてダイエット効果！

ファスティングは体内の大掃除をしてくれますので、余分な脂肪もデトックスしてくれます。体脂肪がおのずと落ちていきますのでダイエットにもなります。また、成人の体の約６〜７割は水でできていますので、体内のお水（血液や体液など）が正常に循環・排泄されることで、むくみなどもなくなり、理想的なボディラインに近づいていくこともできます。

⑦脳の活性化＆五感を研ぎ澄ませる！

ファスティングは身体だけでなく脳の活性化や感性アップにも効果絶大です。精神疲労の回復はもとより、ひらめきが増えたり、直観力が高まったり、インスピレーションを受けやすくなったりと、五感、六感の働きがさらに開花してくるでしょう。

⑧ポジティブな脳内ホルモンを分泌し、幸福感に包まれる！

人を幸せにする脳内物質として知られるセロトニンやβエンドルフィン、ドーパミンなどが分泌され、幸福感や喜びの感情に満たされます。ネガティブな感情や不安感、怖れの気持ちが自然に消えていきますから、日常の行動や言動に自信を持てるようになり、物ごとを前向きにとらえられるようになります。

⑨消化酵素を使わないため、元気になる！

人間は食事をすると体内で消化分解するためにかなりの消化酵素を使っています。食事をとらなければ、その分の消化酵素は消費されませんので、エネルギーが温存されるわけです。エネルギーを消耗しない分、心も身体も常にフルチャージされている状態ですので、元気が漲《みなぎ》っていますし、疲労知らずになり、やる気にあふれてきます。

⑩不妊症、無精子症を改善する！

体内に蓄積された化学物質や食品添加物などをデトックスし、体内の詰まりを改善し、身体の6～7割を構成する水分の循環がよくなり、不妊症や無精子症にもよい効果が期待できると言われています。ファスティングにより飢餓状態になるので身体が本能的に子孫を残そうと活性化するのです。なかなか子宝に恵まれないというご夫婦にもファスティングで体内毒素を一掃することを強くおすすめします。

⑪小食になり食べ過ぎを防げる！

「食べ物を口に入れない」という行為を体験することで、ファスティング後の食生活の質や食事の量、回数に大きな変化が訪れます。個人差はありますが、多くの方がファスティング前の生活よりも小食になり、食事の質にも敏感になってきますので、本当に身体が必要な物を必要な量だけとれるようになります。

⑫食べ物のありがたみを感じ、感謝の心を持つことができる！

日頃あたり前だと思っていた食べ物に心から感謝の念を持つことができるようになります。この地球上に生きている命をいただく、ということへの敬意と畏怖《いふ》の念すら抱くようになるでしょう。自分たちの命をつなげてくれている植物や動物たちへ感謝することで、過食や飽食もしなくなりますし、食べ切れずに食材を無駄に捨てるという行為もなくなります。

⑬食事にあてていた時間を他のことに有意義に使えるようになる！

1日3回食べていた方は、3回分の食事の時間が空くことになりますので、その余った時間を他のことに費やせるようになります。「忙しい！　時間がない！」と言って先延ばしにしていた趣味や、やりたいことにも挑戦するよい機会になります。また、自分自身を見つめ直し、内なる声を聴くための時間になります。自分の成長進化を図るチャンスです。

などなど、ざっとあげただけでもこれほどのメリットがあるのです。まさに「百利あって一害なし」のこの健康法は本当に素晴しいと思います。

ちなみに、以上は特に3日間以上のファスティング、または1日1食を長く続けていくとより体感していただける効果です。しかし、本書でご紹介している「1DAYファスティング」は、大いなる第一歩としてまずそのスタート地点に立つことになるので、有意義なチャレンジになるはずです。

ファスティングで得られるメリットの数々

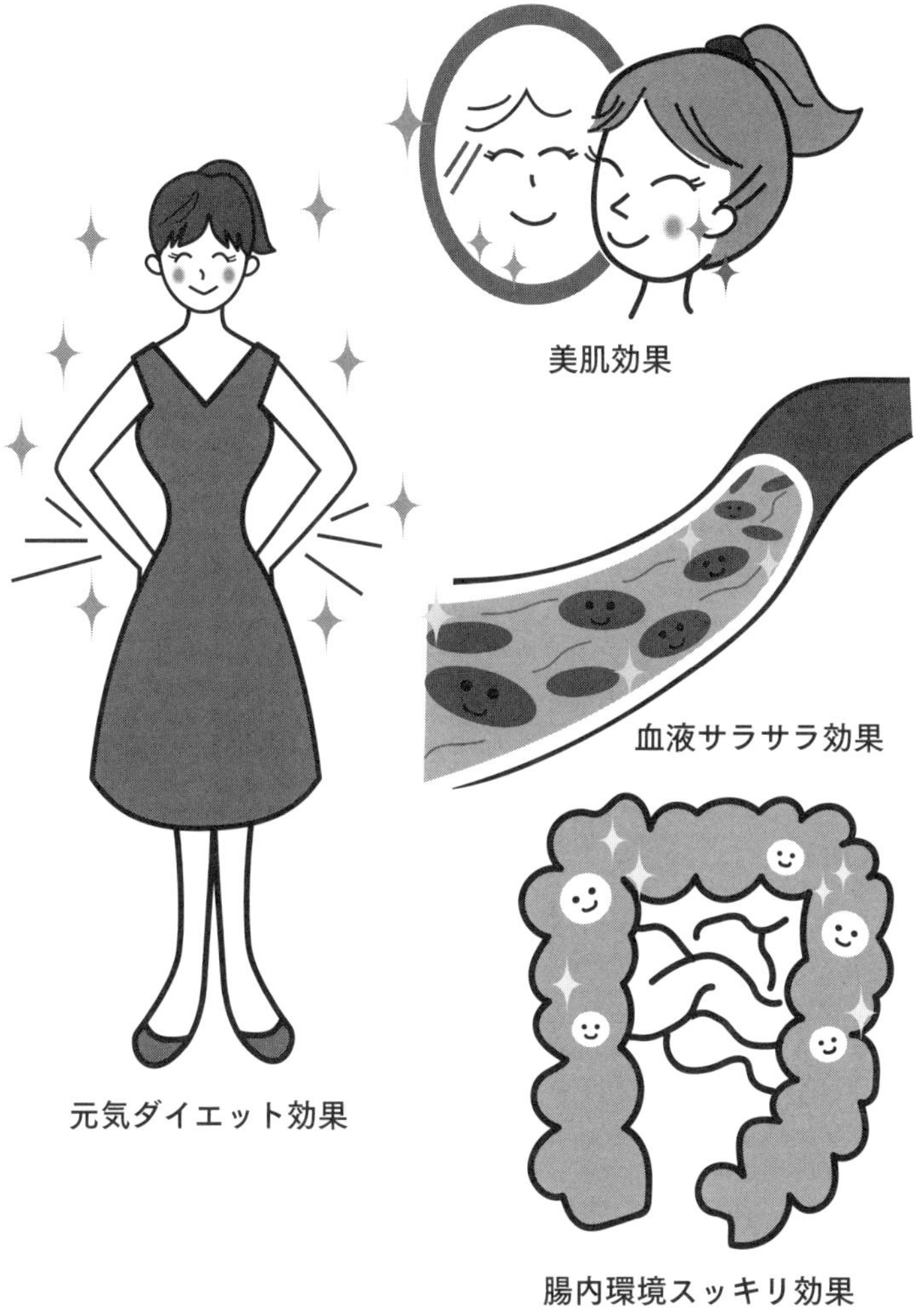

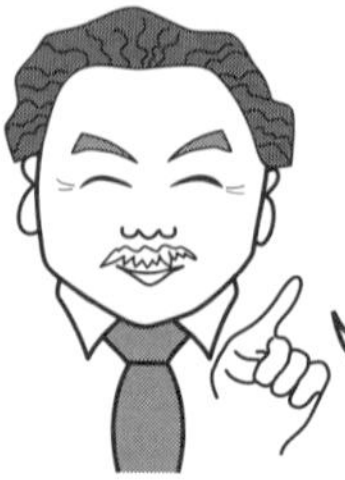

FASTING WORLD GOOD NEWS vol.1

文◎医療・環境ジャーナリスト　船瀬俊介

腹八分に医者いらず、
腹六分で老いを忘れ、腹四分で神に近づく

『調子の悪いときは、食べない、動かないで、ただ寝ている』ということは、犬や猫でも、動物たちは皆知っています！

政府や医学界が「3食キチンと食べろ」とうるさく言うのは、「キチン」と食べて、しっかり病気になってしっかり稼がせてください、という“ホンネ”が裏にあるのです。

ドイツには、古くから次のことわざがあります。
「1日3食のうち2食は自分のため、1食は医者のため」

さらには、1万年以上前のヨガの教えで、こうも言い伝えられています。

「腹八分に医者いらず。
腹六分で老いを忘れる。
腹四分で神に近づく」

昔から、飽食は病の元なんですね。

世界的にもたくさんの、断食（ファスティング）の研究成果が発表されていますので、ご紹介しましょう！

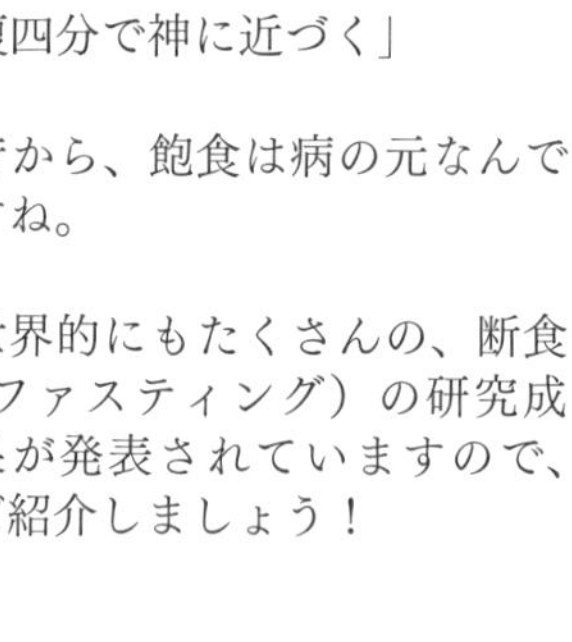

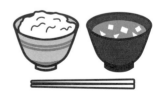

食事制限をしたアカゲザルのグループは若々しく肌もツルツルに！

ウィンドラック教授（米ウィスコンシン大学）

米国のウィスコンシン大学では、アカゲザル約80頭を使って20年にわたってカロリー摂取制限の実験を行なってきた。
まず、サルたちをクジ引きで各々38頭ずつA、B、2群に分けた。
実験は7歳から14歳の間、食べ放題で過ごすグループとカロリー制限で過ごすグループに分け、そのサルたちが27歳になったときにどんな差があるかを調べたものだ。

食事を十分に与えられたサルは、体毛と歯が抜け、身体にもシワが多いのに対して、30％のカロリー制限を受けてきたサルは、体毛はフサフサで肌にも張りとツヤがあり、背筋もまっすぐで若々しさにあふれている。そして眼力が違うのがわかる。

サルは全頭が27歳以上で老齢期にあるが、カロリー制限なしの群38頭のうち、すでに死亡したのは14頭で、ガンや糖尿病、心臓病、脳萎縮など老化にともなう病気で息を引き取った。

カロリー制限ありの群38頭のうち死亡は5頭で、制限ありのほうが“長生き”であることもわかった（2009年発表時、実験はその後15年間継続したという）。
しかも、カロリー制限ありのサル群では、ガンや糖尿病、心臓病、脳萎縮などの疾病が少なかった。

少なくともサルに関しては、多少の空腹を保つことが、老化防止や若返りの効果をもつ可能性が高いことが実験で確認されたのである。

ウィンドラック教授はこう結論づけている。
「低カロリー食が寿命を伸ばし、歳をとったときの生活の質（QOL）も向上する。加齢にともなう病気の発症や生存率の増加をみると、カロリー制限が強い影響を持っているのは明確である」

1DAYの成功体験が3日間ファスティングにつながる！

私はファスティング講師として、今までいろいろな方にお会いし、自分の仕事のことを説明すると、たくさんの方がファスティングをしてみたいとおっしゃいます。ただ、皆さんが声をそろえて言うのは「覚悟ができない」、「ちょっと怖い…」、「苦しそうだし、空腹を我慢するのがイヤ！」という声です。

ですので、まずは1日に1食だけお休みしてみる。
そして次に、2食お休みしてみる。
「1DAYファスティング」にトライしてみる。
「3DAYSファスティング」に移ってみる。

こういった流れで試していってもよいでしょう。そして、「あれ、意外と簡単にできそうだな」と思ったら、週末だけ、または平日の仕事が忙しいときの1日を「1DAYファスティング」にあててみる、というのもよいと思います。

また、胃腸の調子が悪くて食べなかった日や、前日飲み過ぎて翌日に食欲がなければ、そういった日を上手に利用されてもよいでしょう。

「さぁ、今日からファスティングだ！」と気合十分にはじめられても良いのですが、なにかちょうどタイミングがよい日になに気なく、気負わずにスタートしてみるのもひとつの手です。そうやって体感していくうちに、食べていない状態のほうが、調子が良くなったり、体調が早く戻り、体が動くことに気づいていきます。そこがわかったらもう心構えなんていりません。

自然と、「次は3日間やってみよう！」と気持ちが動くはずです。

どのくらい食べないと効果があるの？

本書はファスティング初心者の方々のために「1DAYファスティング」を提唱していますが、これはあくまでも入り口であり、きっかけです。本来のファスティングは3日間を1セットにしており、3日食べないと、それなりに体感ができるというのは事実です。

健康な方が、健康維持のために身体の中から毒素を排出する、脂肪が落ちる、五感が鋭くなる、内臓を休める、というさまざまなプロセスを体感するためには3日間は必要になります。

また、病気をファスティングで治したい場合も、その症状にもよりますが、3日以上は必要になってくるでしょう。断食治療をしているお医者さんは以前より増えてきていますので、ぜひ専門家に相談してみてください。

ファスティングを取り入れている山田豊文医師は、著書の中で断食7日目からが次のステージにバージョンアップするとおっしゃっています。

ファスティングで長寿遺伝子を「ON」にする！

本章では、ファスティングによるさまざまな効果をお伝えしておりますが、人類の遺伝子的見地からも、食事制限をすることによる素晴らしい恩寵《おんちょう》があるのです！　これは、現代の最新科学できちんと研究発表されている事柄なのですが、皆さんは、「長寿遺伝子」という名前をお聞きになったことはありますか？

長寿遺伝子とは、サーチュイン遺伝子、または長生き遺伝子とも呼ばれ、体内で細胞の損傷を防いだり、エネルギー生産に影響を与えたりしている「サーチュイン（Sirtuin）」という酵素をつくる働きを持った遺伝子のことです。

これまでに老化を抑制《よくせい》される遺伝子の存在は知られていましたが、それを2003年にアメリカのマサチューセッツ工科大学のレオナルド・ガレンテ博士が酵母の長寿遺伝子「Sir2」を発見しました。この教授は『不老への探求』という著書もあります。この長寿遺伝子は、寿命の決定や、老化、あるいは老人特有の疾患の発症に深く関わっていることが判明しています。この長寿遺伝子は誰もが持っているものなのです。

しかし、その遺伝子が十分に働いてくれているかどうかで、その人の老化のスピードや寿命が変わってくるというのです。

そして、さらなる研究によって、人間には「Sir1」から「Sir7」までの7種類の長寿遺伝子が存在することがわかっています。

その長寿遺伝子は誰もが持っている遺伝子で、ヒトでは染色体10番目に存在しています。普段は細胞の中で眠っていて、いつ、どのようにすれば活性化するのか解明されていませんでした。

しかし、研究をしているうちにさまざまなことが分ってきました。

長寿遺伝子をONにするのに重要な方法は3つあります。

ひとつ目は適度な運動、2つ目はぶどうやベリー系に含まれるレスベラトロールというポリフェノールの一種を摂ること、そして、3つ目の1番強力な方法が、「摂取カロリーの制限」(普段より30〜40%のカロリー制限が効果的)なのです。

人類は長い歴史の中で常に〝飢餓状態〟にありました。飢餓が続くと子孫を残すという重要な任務が果たせないで終わります。そこで栄養がきちんと行き渡り、繁殖のチャンスが到来するまでの間、寿命を延ばし、生命力、生殖力を高めるために長寿遺伝子が作動しはじめるのです。

誰もが持っている長寿遺伝子を眠らせたままでは本当にもったいないことです。ファスティングを上手に取り入れて、長寿遺伝子のスイッチをONにして、健やかではつらつとした心と身体で長生きしていきましょう!

なぜ1DAYファスティングなの?

本来ならば、ファスティングは3日間続けていただくことが体感も出やすく好ましいので1セットとしますが、ファスティング未体験の多くの方が尻込みしてしまいます。最近でこそファスティングの認知度が高まり、断食経験者が増えてきて、状況は変わってきましたが、私の職業を聞かれたときに、『ファスティング講師です』と答えると、数年前までは8割位の方が決まって「なにも食べないのですか？　何日くらい断食するのですか？」と尋ねてきます。そこで、体感の出やすい基本の3日をオススメすると、「えー？3日も食べないなんて無理！　お腹が空いて死んじゃう～！」と驚かれて、結局、話が終わってしまうことが多々ありました。

もちろん、王道である3日間のファスティングも正しい知識とサポートがあれば、どなたでも明日からでもできることなのですが、ひとりでも多くの方にファスティングの素晴らしさを知っていただくために、1日だけのお手軽ファスティングを思いつきました。1日だけならあっという間に達成できますし、食べない選択を気軽に体験をして頂きたいという気持ちから本書の「1DAYファスティング」は誕生しました。

たった1日食べないだけでも、人間の身体は驚くほどに変われるのです！　あとは、あなたのほんの少しの勇気だけです。

1DAYファスティングの目的

「でも、たった1日食べないだけで一体なにが変わるの？」と疑問に思っていらっしゃる方も多いでしょう。先にも述べたように、本来のファスティングは3日間以上で1セットになっていますが、1日だけ食べ物を口にしないことでも身体と心に十分大きな変化が起こってくるのです。

とりわけ、食に対する自分の意識が変わってくることを感じていただけると思います。なにかを体感することで、その先の3DAYSファスティングに取り組んでみようという意欲につながりますし、もっと先の真の健康と幸福を見据えた生活スタイルをつくり上げていくきっかけにもなります。そういった意味では、1DAYファスティングは大きな、大きな目的のための第一歩であり、それ自体が目的なのだと思います。

①食への意識を高めて小食を目指す

食べないことで今までなにを食べてきたのか改めて考える機会を持つことができます。

そして、満腹中枢がリセットされ、お腹がいっぱいになるのがわかり、無駄に食べなくなります。

小食になると内臓が休まるため、胃腸に血液が過剰にまわらなくて済み、消化酵素を多く必要としないため、その分、脳や体の修復のために代謝酵素やエネルギーをまわすことができます。それにより免疫力が上がり、ファスティングは健康維持に大きく貢献します。

②本当に健康のために良い食べ物を選ぶようになる

これまでは漫然《ばくぜん》と好きなもの、美味しいもの、流行の食べ物を食べてきたとしても、ファスティング体験後には、食べ物の質を考えるようになるでしょう。たとえば、主食のご飯も白米から玄米に変えたり、肉食だったものが野菜中心の食事に切り替える方が多いです。実際、健康のためには、玄米菜食を基本とした食生活にしていくことが理想的です。

玄米はビタミン、ミネラル、食物繊維、脂質にタンパク質を多く含んだ完全栄養食です。どんな体質の人が、どの季節に食べても体質改善の効果を確実に発揮する素晴らしい食べ物です。豊富に含まれる食物繊維によって、便通が促進され便秘が改善されます。特に、玄米に含まれるフィチンは有害金属と結合し、体外に排泄する働きをします。

「これを食べなければいけない！」という強制は一切ありませんが、意識が変わるので、自分自身の意志で身体によい食べ物を選択していくようになります。

③3日間以上の本ファスティングへの自信をつける

ファスティングには興味があるけれども仕事の関係上、平日は残業や会食が多く、なかなか実施が難しい方、またはいきなり3日間というとハードルが高い方などに、まず週末を利用した1日からはじめてみることで自信がつき、体感の出る方が多くいらっしゃる、3日間ファスティングにつなげていけることも目的のひとつとしています。

ファスティングをする人は内面も外見もカッコいい!

これは私がこれまで指導させていただいたファスティング体験者の方々を見ていて実感していることですが、全員が身体的にはもちろん、精神的にもどんどん変わっていく様子を目の当たりにしました。見た目もどんどん若返ってきていますし、内側からエネルギーが発散されるのか、キラキラと本当に美しくなっていきます。おそらくオーラの色もファスティング前後ではまったく違うのではないでしょうか。

身体的には、3日間ファスティングをすると普通の方は回復期間も含めて2・5キロ〜3キロ、少しぽっちゃり目の方で4〜6キロほど体重が落ちます。顔や身体全体のむくみが取れるからか、見た目もとても締まって、理想的なボディラインになることが多いです。特にお腹周りは脂肪の多いところですので燃焼されてスッキリしてくるようです。デトックスが進むため腸内がキレイになることから肌が若々しくなり見た目は確実に若返ります。

また、精神面では通常の食事を摂っているときは、脳はブドウ糖だけをエネルギー源にしますが、ファスティング中はケトン体というものを用います。断食博士として有名な甲田光雄医師はこのケトン体をエネルギー源とした脳は、リラックス状態のときに出る脳波のひとつであるα波を増やし、脳下垂体からは快感ホルモンなどと言われているβエンドルフィンの分泌量が増えると述べています。

また、腸内環境が整い、ハッピーホルモンといわれるセロトニンも放出されます。ファスティング期間中は、普通に食事をしているときよりも爽快感があり、動きも軽やかになります。また、日頃出ないようないろいろなアイデアが浮かんだり、集中力がアップしたり、仕事や勉強がはかどったりする方が多いのもこの脳内ホルモンによるのです。

ファスティング前と後では、物事に対する取り組み方や姿勢が違ってきますし、ご本人の意識が変わってきますし、引き寄せパワーも強くなるのか、さまざまなラッキーが連鎖反応し雪崩《なだれ》のように起こってきます！

それらはすべてご自分の自信になっていくので、ますますカッコいい人、デキル人に変身していけるというわけです。心身ともにどんどんカッコよくなっていく自分を想像すると、ワクワクしませんか？

「いろいろ試してみたけど、やっぱり私は変われない…」、「このままでいいのかなぁ？」と思っている方がいれば、１ＤＡＹファスティングの扉を一緒に開いていきましょう！

こんなときこそ1DAYファスティングのチャンス！

ファスティングによって身体と心のデトックスになり、健康になるのは当然のことですが、それ以外にも「こんなときは１ＤＡＹファスティングをして！」というおすすめのケースがあります。

★二日酔いになったときの1DAYファスティング

お酒を飲み過ぎて二日酔いになってしまったら、なにも食べず胃腸に負担をかけないようにするとお酒が早く抜け調子が戻ります。この日はお味噌汁の上澄みだけで乗り切りましょう。

★食べ過ぎた翌日の1DAYファスティング

前日に食べ放題などで食べ過ぎちゃった場合、なかったことにしたかったら1日なにも食べないでみると疲れた胃腸を休めることができます。

★ダイエットの予行演習に1DAYファスティング

食欲をコントロールしたい、または3日ファスティングでぐっと体重を落としたいけど、なかなか達成する自信がなかったらひとまず1日ファスティングをしてみると食欲コントロールがしやすくなります。

★糖尿病予防に1DAYファスティング

日本人は甘いモノに限らず8割の人が糖質中毒だと言われています。なにも食べないことで糖分を摂らなくても平気になり血糖値が安定します。

★高血圧に試してみよう1DAYファスティング

高血圧の方は薬依存の方が多いかと思いますが、1日試してみて自信がつけばお薬を手放すチャンスになるでしょう。

★心臓病も脳梗塞もまとめて1DAYファスティング

3日食べないと7割の病気が治ると言われております。3日に挑む前にまず1日食べない選択をしてみると体の調子が上がり病気の予防になることが体感できるかもしれません。

★不妊症に悩む前の1DAYファスティング

人は飢餓状態になると人間の本能の働きを活性化します。ご夫婦でまず1日ファスティングをしてみて3日ファスティングへつなげてみると良いですね。

★金欠病の特効薬1DAYファスティング

1日食べないだけで健康のためにもなれば、食費をかけないのでお金の節約にもなります。

★腸能力を取り戻す1DAYファスティング

1日に3食も食べて働きっぱなしの腸を休め、腸内環境を整えるきっかけになります。

★認知症予防に1DAYファスティング

予防医学としてファスティングを試してみることはあらゆる病気にアプローチする可能性があります。ファスティングすると脳が活性化し記憶力や集中力がUPしますので、まずは1日ファスティングからやってみると良いでしょう。

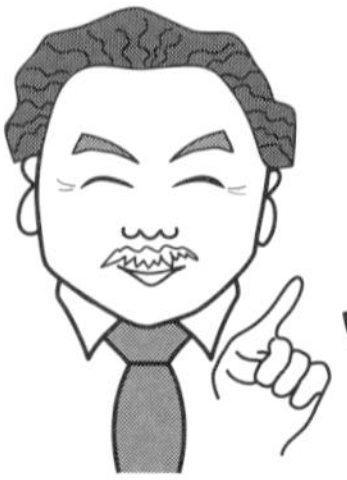

FASTING WORLD GOOD NEWS vol.2

文◎医療・環境ジャーナリスト　船瀬俊介

カロリーオフのマウスは
過食マウスの２倍長生きした！

クライブ・M・マッケイ博士（米コーネル大学）

栄養学者クライブ・M・マッケイ博士の研究論文 1935 年『マウスの寿命と寿命に関する研究』『The Journal of Nutrition』（栄養ジャーナル）に掲載されました。81 年前に解明された事実なのです。

マウスの実験を行い、A 群 : カロリーを 60% に減らす、B 群：食べたいだけ食べさせたところ、A 群が、B 群の 2 倍生きた。

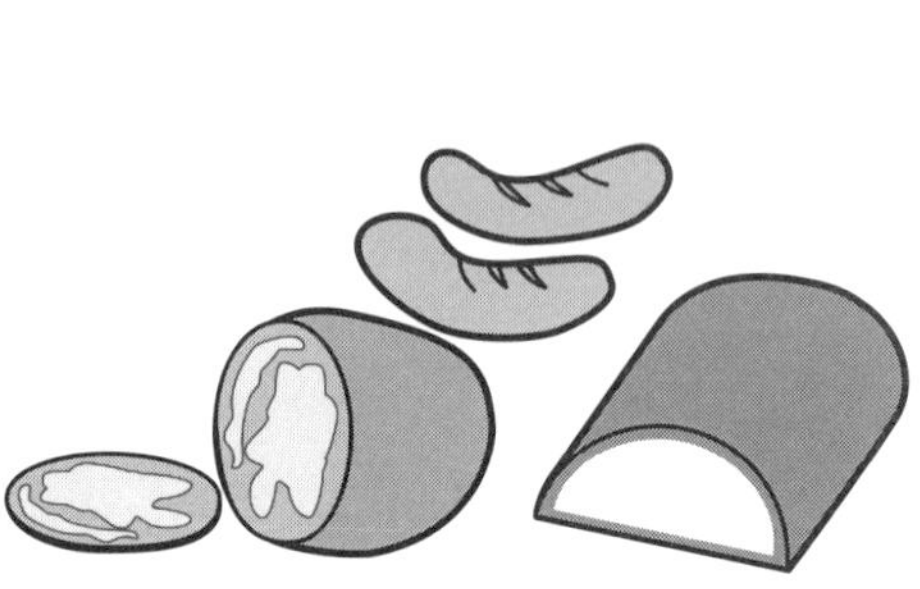

第2章

食べ物毒から
スッキリデトックス！

ちょっと待って！
その食べ物、本当に安全ですか？

「なにを食べて、なにを食べないか」を取捨選択する

ファスティングの大きな目的のひとつは、体内に蓄積されたさまざまな食品添加物や化学物質などのデトックス（毒出し）です。前に述べたように、お風呂のお湯が汚れていたら、そこにいくらキレイなお湯を入れても透明にはなりません。まずは汚れたお湯をすべて流し、浴槽をしっかり洗って、その後でキレイなお湯を張っていきます。

人体もまさにそれと同じで、ファスティングによって、長年、食べ物や生活環境から受けてきて身体に溜め込んでしまっている毒素をスッキリと排出していくことができるのです。体内に蓄積されている毒素のひとつが食品添加物や農薬などです。敵に勝つためには、まず敵の姿を知らないといけませんので、本章では、食べ物に含まれている毒素（食品添加物や農薬など）などの正しい知識を学んでいただき、自分たちが日々摂取している食べ物の正体を知っていただきたいと思います。

「なにを食べて、なにを食べないか」

ファスティングをすることで、身体がしっかりと選び出す方法も教えてくれると思いますが、最低限の食の知識を本章でお伝えしていきましょう。

腸は健康の源

ファスティングを実践する前に、まず知っていただきたいのは腸の働きです。

なぜ、ファスティングをすると身体が元気になるのか、若々しくなるのか、美しくなるのか、心も健やかになるのか、それらの鍵はすべて腸が握っています。

「健康は腸から」と言われるほど、腸内の環境が健康に直結しています。

私たちの腸内には数千種類以上、100兆個の腸内細菌が存在しており、腸内細菌は善玉菌、悪玉菌、日和見菌の3つに分類されます。善玉菌が多く、悪玉菌が少ないほど、健康な腸内環境と言えます。

そして、腸内細菌の働きでは、「消化」と「吸収」が一般的に知られていますが、その他にもたくさんの重要な働きがあります。

「造血」…腸から吸収された材料が血液をつくる。
「免疫」…腸に棲《す》み着く乳酸菌の菌体成分が腸から吸収され、免疫の活性物質になる。

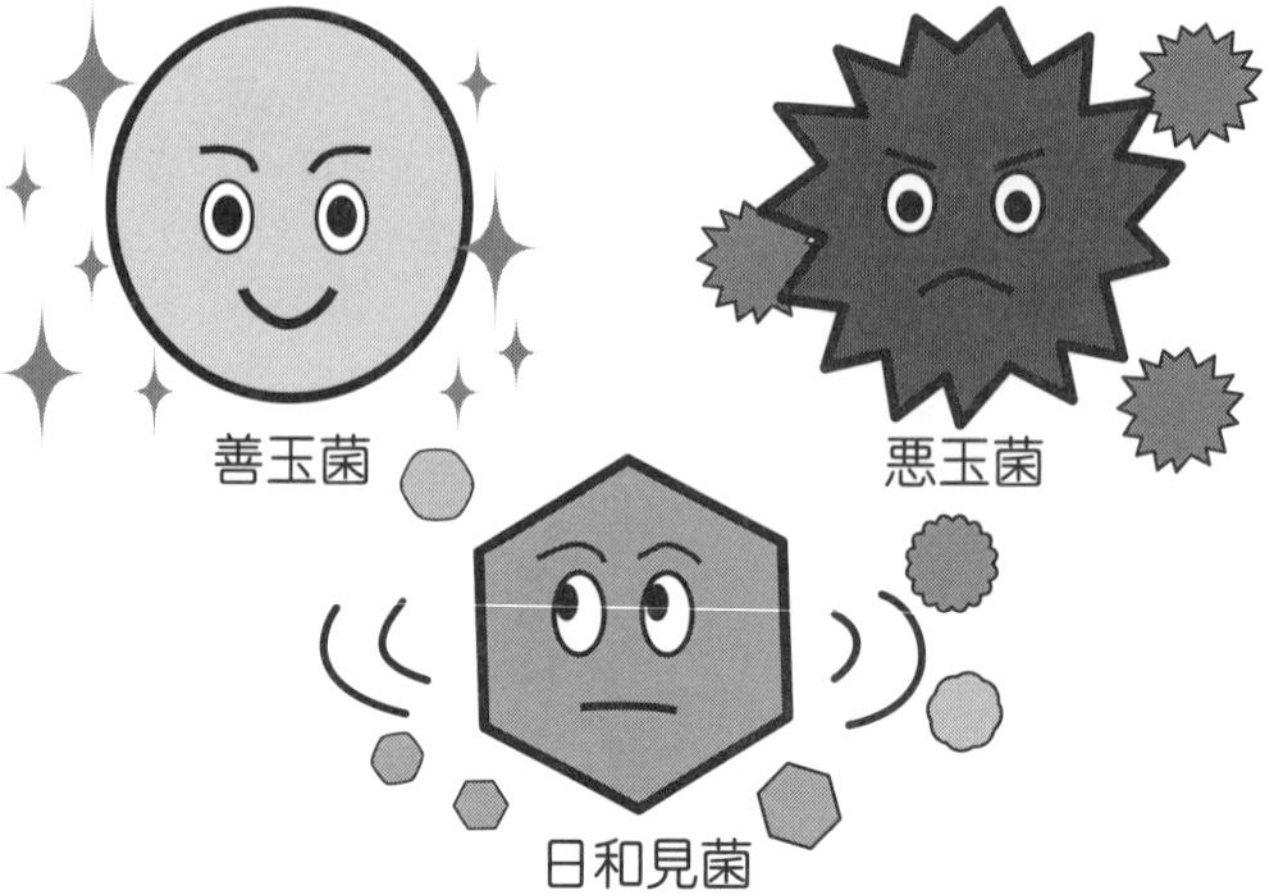

「代謝」…食事で摂り入れたタンパク質やタンパク質を構成するアミノ酸などを原料に腸内細菌がつくり出すものを代謝産物と言います。
「合成」…善玉菌がビタミンB1、B2、B6、B12、Kニコチン酸、葉酸などをつくり出します。
「解毒」…腸の中に入った毒を無毒化する。腸の解毒能力作用が低下すると肝臓機能が低下する。
「排泄」…体に必要のない老廃物や毒素を便として排泄する。

などなど、腸は、たったひとつの臓器で、これだけたくさんの役割を担っているため、1日に3食、4食も食べ、それもたくさん食べた挙句、間食するなどしたら腸は疲れ切ってしまいます。

とりわけ、消化、吸収のためにはたくさんのエネルギーを使うため、人間も非常に体力を消耗してしまうのです。

私たちが食事で摂取するカロリーの40%近くが次の食事の消化・吸収に使われるとも言われています。例をあげれば、ステーキ1枚を消化するのに10時間もかかるのです！　ですから、常になにかを胃腸の中に送り込むという状態をやめて、胃腸を休める必要があります。1日2食にしたり、腹八分目程度に収め、小食にすることで食事量が減り、胃腸への負担を軽くする事ができます。

現代人に急増しているリーキーガット症候群

リーキーガット症候群という方が最近日本人に急増しています。これは簡単に言うと腸壁が傷ついて防御バリアが壊れ、穴が開き、バクテリア、毒素、食べ物が体内に漏れ出すという症状です。

こうなるとさまざまな病気を引き起こします。原因はいくつかありますが、食べ過ぎ、薬、アルコールやカフェインなどの刺激物、細菌、化学合成食品添加物、環境ホルモン、乳製品、精製された小麦粉、砂糖や人工甘味料などの甘い物があげられます。

これらは一例ですが、食べ物の中には人間の持っている消化酵素だけでは分解しきれない物があります。

しかし、腸内細菌は独自の酵素をつくって、人間が分解しきれない物を分解することで消化の手助けをしているのです。腸内細菌を元気にさせ、増やすことで腸の負担が減り、楽に消化吸収が可能となるわけです。

善玉菌を増やすには発酵食品を摂る

腸内細菌の善玉菌を増やすためには、納豆や味噌、豆腐など日本古来からある天然の発酵食品を積極的に摂りましょう。

そして、腸内細菌を元気に活動させるためには食物繊維とオリゴ糖がおすすめです。腸が冷えているとうまく働いてくれませんので、食材は温めてあげて、腸を冷やさないようにしましょう。

一方、動物性のタンパク質や脂肪、カロリーの摂り過ぎは悪玉菌を増やします。食のバランスが良くても農薬や化学肥料、抗生物質などの化学物質が体内に入ると細菌バランスが悪くなるので、安全・安心な食材を選ぶ眼が必要です。

また、ストレスや睡眠不足など不規則な生活も善玉菌を弱めるので、腸内環境を良くするためには食だけでなく、生活習慣も見直していきましょう。

万病は血液の汚れから生じる

血液はどこでつくられるかご存知でしょうか？　実は、これは腸の中でつくられます。そして、血管をとおって、全身をくまなく行き交い、必要な酸素や栄養素を運び、老廃物を排出するために24時間働いてくれているのです。その血液がもしもドロドロだったら、血管の中をスムーズに通り抜けることができませんし、さまざまな物資を運ぶ重要な仕事にも支障をきたしてしまいます。昔から、万病は血液の汚れから生じるといわれており、血液の汚れを放っておくとさまざまな病気になります。

東洋医学では２０００年も前から「万病一元、血液の汚れから生じる」と言っています。血液は腸の中でつくられるわけですから、ファスティングをしたり、発酵食品を積極的に摂り、腸内環境を整え、美腸をキープし、キレイな血液をつくりましょう。

体内酵素の量は生まれつき決まっている

そして、腸の働きと同じくらい、ファスティングをするときに不可欠なのは体内酵素の働きです。

酵素は人間や動物、魚、植物などすべての生物の中に存在し、酵素なくしては生きられないというほど生命活動に関わっています。体内では消化、吸収、代謝、排泄など重要な役割を担っています。体内酵素には大きく分けると消化や吸収に関わる「消化酵素」と代謝や排泄、細胞の修復などに関わる「代謝酵素」の2つに分けられます。

この体内酵素は潜在酵素といわれ、その量は生まれつき人によって違うそうです。日本の酵素栄養学の第一人者である鶴見隆史医師も、著書『「酵素」が免疫力を上げる！』でおっしゃっていますが、これは妊娠中の母親の食べ物に左右されるからだそうです。胎児のときに母親が酵素食をたくさん摂っていれば、その人は潜在酵素がたくさんあり、その逆なら少ないのです。1日でつくられる量も決まっており、これも個人差があります。お

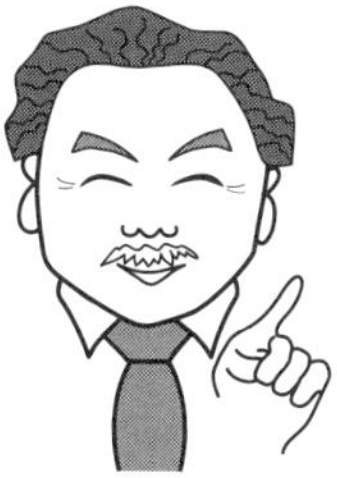

FASTING WORLD GOOD NEWS vol.3

文◎医療・環境ジャーナリスト　船瀬俊介

断食すると皮膚の再生能力がアップし、怪我の治りも早い！

ド・ヴリーズ博士（フランス）

2匹の犬の背中にヤケドをつくり、ブドウ球菌を植えつけ化膿させます。一方の犬には、毎日多量の食事を与え、もう一方の犬には1週間、断食させました。

多量の食事をしていた犬は治るまで、2週間かかりました。

ところが断食させた犬は、わずか8日間で治りました。


では人間ではどうでしょう？

断食は外からの菌の侵入によって生じる化膿性の疾患などに、やはり効力を発揮します。

断食をすると患部からウミがダラダラと流れ出ます。

これは体内の免疫力が高くなり、体外に撃退している姿なのです。

人間も断食すれば早く治るのです。


ド・ヴリーズ博士によると「断食すると皮膚の若返りが著しく、シワがとれ、シミ、そばかす、発疹、吹き出物が消えていく」と語っています。

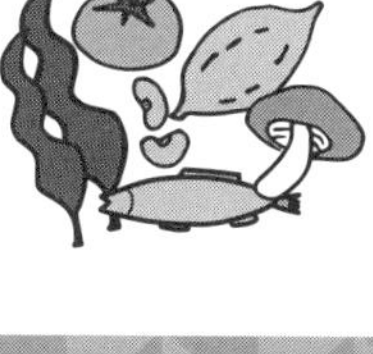

酒の分解をする酵素も持ち合わせている量が多い少ないで、お酒が体質に合うのか合わないのかもわかるのです。体内酵素は年齢とともに減り続け、特に20代を過ぎると急激に減っていきます。加齢とともに、「体型が変わった」、「なにをやっても痩せない」、「お腹がぽっこりしだした」、「やる気がでない」などと感じるのは、酵素不足の状況が考えられます。

体内酵素を無駄遣いしない！

過食や食品添加物、甘い物などは消化酵素を無駄に使いますので、代謝酵素を身体に効率よくまわすことができないのです。この消化酵素を温存できる方法こそがファスティングです。

また、酵素は50℃で活動しなくなってしまいますが、生食をすることで食物酵素を補酵素として補うことができます。酵素の無駄遣いによる不調を防ぐには、食物酵素を補給しながら、ファスティングにより消化酵素を温存し、代謝酵素を活性化させていくことが重要です。

健康維持のために消化酵素を温存して代謝酵素が働けるようにしましょう。そのためには、食べる順番を、補酵素になる生野菜など非加熱の酵素たっぷりのものから食べることや、食べ物を十分に咀嚼《そしゃく》することが大切です。よく噛むことで消化酵素の無駄遣いを避けることができます。

「ナチュラル・ハイジーン」から学ぶ体内リズム

「ナチュラル・ハイジーン」という自然主義の健康法があります。酵素を無駄遣いしないためには、体内リズムを整えることも大事です。この中でも、特に排泄の時間は代謝酵素を使うので、朝食は消化酵素に極力負担をかけないようにするものが好ましいといえるでしょう。

【午前4時~午後12時　排泄の時間】

午前4時からお昼の12時までは排泄の時間です。排泄に代謝酵素を使うため、食べ過ぎや消化酵素に負担のかかる食事は控えましょう。それにより、勉強の集中力や効率も下がってしまいます。

前日から食事の時間を18時間空けると消化酵素が温存でき、代謝酵素の活動が活発化します。

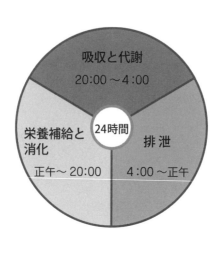

【午後12時～午後8時　栄養補給と消化の時間】

お昼の12時から午後8時までは栄養補給と消化の時間です。

起きて3時間を過ぎると内臓の働きが活発になり、体内も食事を摂る準備が整います。

また、消化酵素の働きも同様で、食べた物をしっかりと吸収できるようになります。

昼食はお昼過ぎに食べて夕食はなるべく午後8時までに食べるようにしましょう。食後眠くなるのは、酵素不足や食べ過ぎのサインですので、食事の量と質の見直しが必要です。

【午後8時～午前4時　吸収と代謝の時間】

午後8時から午前4時までは吸収と代謝の時間です。夕食を食べた後は消化吸収した栄養素を働かせて体内で細胞の新陳代謝が行われます。古くなった細胞の再生や新しい酵素の生産をしながら排泄の準備をする時間帯ですから午後8時以降はなにも食べず代謝酵素の活動をサポートしましょう。就寝は午後10時がベストと言われておりますが、仕事などでやむを得ない場合は午前0時までに就寝できるようにしましょう。

食い改めの必要性

今のスーパーや食料品店に並ぶ食べ物を見渡してみると、日本古来の食品、伝統食品が確実に少なくなってきています。戦後、食の欧米化が進み、その結果、私たちの健康にさまざまな影響を及ぼしています。

戦前の野菜や魚中心で質素だった日本の食卓は、肉類や油分、食品添加物を含んだ加工品をたっぷり取り入れた食事へと変貌していったのです。毎日食べてきたものを変えていくというのは、生活改善の中でももっとも難しいといわれています。

しかし、「食改善」が、今本当に必要な時期にきています。身体に良いものを食べる効果は30％、身体に良くないものを食べない効果は70％と言われています。

すなわち、身体に害のある食べ物を摂らない選択をする方が近道ということになります。

古きよき日本の自然食こそ理想の食事

では、食改善のひとつとして、なぜファスティングが必要なのかをもう一度考えていきましょう。ここで皆さんにお尋ねします。健康のために理想的な食事とはどのようなものだと思いますか？

実は日本中のどこででも食べていた日本の和食なのです。身近過ぎてそのありがたさに気づかないかもしれませんが、この食事こそが、日本を長寿大国に押し上げてきた立役者なのです。

今の日本では農業の合理化を図り、量産野菜をつくりたいがために農薬や化学肥料を使うところも多いでしょう。しかし、昔の日本では、そういった技術もなかったので、土の栄養と太陽と風にまかせてのびのびと野菜を育てていました。自然な環境で育ち、化学肥料や農薬などを含まない食材を使用し、自ら料理した和食こそが、真の理想的な健康食なのです。

１９５０年代（昭和25年～35年）以前の日本ではあたり前だったこれらの食事が、今の日本では非常に難しくなっているのが現実です。農薬、食品添加物、遺伝子組み換えなどさまざまな汚染食品の問題を抱えています。1960年（昭和35年）以降、日本では大量生産、大量消費の時代になり、食品添加物が多用されるようになりました。食べ過ぎというのは量だけでなく、食生活の多様化にあります。

動物の世界をちょっと考えてみてください。あれだけ体の大きいパンダは笹しか食べません。ゾウも草食動物です。ノコギリの刃が折れてしまうほどの硬い角の生えているシカも草を食べて生きています。

これらの動物は生きていくために必要な栄養分を体内で合成しているのです。驚きです！これに関しては第1章の中で、腸の働きには「合成」というものがあると述べましたが、まさに必要な栄養素や成分を自らの腸でつくり出しているのです。

たくさん食べているのに栄養失調⁉

戦前に比べ、今の日本人はありとあらゆるものを食べ、必要以上に食物を摂取しているにも関わらず、『飽食時代の栄養不足』と言われています。食べ物を山ほど食べているのに、必要な栄養素が足りていないから、常に栄養失調状態に陥ってしまうのです。しかし、カロリーだけに限って言えば、かなりのハイカロリーなので、肥満へまっしぐらになってしまいます。栄養が足りていないのに身体だけ肥満に近づいていくのは、不健康そのものですよね。

ご飯とお味噌汁と漬物くらいしか食べられなかった昔の日本人よりも、現代人が栄養失調になってしまっているのは皮肉な結果です。栄養失調に加え、体にとって害となる可能性の高い食事を大量に摂っていますので、将来的にガンをはじめとする糖尿病や高脂血症などの生活習慣病や、さまざまなアレルギー患者が増え続けてしまうことになります。


ですので、「1DAYファスティング」をはじめるにあたって、

「今までなにを食べてきたのか?」

「どれくらいの量を食べてきたのか?」

「本当に身体にとって必要な食べ物なのか?」

を考えてみる機会をつくってほしいと思います。

また、「1日3食をしっかり食べる」、「時間になったから食事をする」といった間違った固定概念を外して、ご自分や愛する家族の食生活を見直していきましょう。

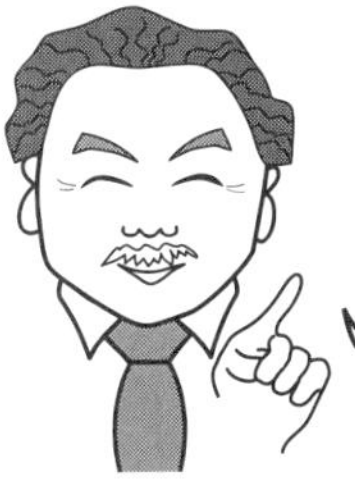

FASTING WORLD GOOD NEWS vol.4

文◎医療・環境ジャーナリスト　船瀬俊介

「ナチュラル・ハイジーン」によって
５万人以上の難病患者を救った！

ハーバード・M・シェルトン博士（カリフォルニア断食病院）

シェルトン博士は、「ナチュラル・ハイジーン」を学問的に裏付け、実践・普及に努めました。1920 年、米国テキサス州サンアントニオに、シェルトン博士によって断食療法病院が設立され、以来、博士は５万人以上の難病患者を断食療法で救いました。

「断食により皮膚は若々しくなり、色ツヤがよくなる。眼は生き生きとし、表情がよくなり、10 ～ 20 歳も若く見られるようになる。この皮膚の若返りは表面には見えないが、体全体の若返りのあらわれである」と述べ、断食により具体的には、以下のような若返り現象が起こるとしている。

① 聴力の回復
② 視力の回復
③ 味覚、嗅覚がするどくなる
④ 活力の回復
⑤ 精神力の回復
⑥ 体重減少
⑦ 消化力の促進
⑧ 顔の小ジワの消失
⑨ 血圧の低下
⑩ 心臓・循環機能の促進
⑪ 前立腺肥大の解消
⑫ 性的機能の若返り

※ナチュラル・ハイジーンとは、健康のために必要な条件を体に与え、体を傷つけるようなものを体に与えないことによって、体の内外環境を健康に保つと言う考え方。

キレイな形の野菜や果物には農薬が一杯！

日本はいつも世界1、2位を争うほど農薬の使用量が多いことを知らない方も多いでしょう。ちなみに、そのトップを争うお相手はお隣の国、韓国です。

まず、自分の国の野菜が世界で一番農薬まみれだということを自覚してください。ひとつの理由として日本人は食べ物の形や品質に神経質だということもあります。野菜や果物にちょっとスレや傷があったり、曲がっていたりすると仲介業者に安く買い叩かれたり、お店でお客さんに売れなくなってしまうそうです。味はまったく同じなのに、不思議ですよね。しかし、そういった背景もあり、あらかじめ生産業者も農薬を使い、害虫から農作物を守り、均一の形で最大限の量を収穫しています。

農薬は石油から生成されており、体内に入るとなかなか排出しにくく蓄積されます。神経毒性が高い化合物とアミノ酸生成をストップさせる脳の神経を止めてしまう成分が含有されていて、発がん性が懸念されます。皮を向いたり、よく洗えば表面の農薬は取れますが、土の中に溶け込んでいる根から吸い上げた農薬はほとんど取ることは難しいでしょう。

このように日本の土壌は大変汚染されています。農薬も肥料も使わない自然栽培をしたくても、この汚染を浄化し本来の土に戻すのには、10年はかかると言われています。

また有機栽培も注意が必要です。オーガニックだから安全というのは思い込みです。有機肥料に使われている家畜の糞ですが、この動物がどんな飼料で育ってきたのかわかりません。また、有機ＪＡＳ認定では31種類の農薬が許可されているので、有機＝無農薬ではないのです。

日本は食糧自給率が40％以下なので海外からの輸入に頼っている作物が数多く存在します。輸入作物には収穫された後に散布されるポストハーベスト農薬（諸外国から輸入される作物が収穫後に、保管中や輸送中のカビ等の繁殖を防止するために散布される薬剤のこと）の問題もあるわけです。こちらは畑で使われる農薬の１００倍以上の濃度で使われ、催奇形性《さいきけいせい》（奇形を生じさせる性質）や発がん性が疑われます。


【農薬散布が多い野菜と果物ランキング】
①りんご　②セロリ　③いちご　④桃　⑤ほうれん草　⑥ネクタリン（輸入品）
⑦ぶどう（輸入品）⑧ピーマン　⑨じゃがいも　⑩ブルーベリー（国産）

このランキングに記載のある「いちご」ですが、本来は春が旬のものですが、クリスマスの時期になるとケーキ用のいちごが街中でたくさん売り出されます。栽培期間が長く、菌や虫に弱い上に、無理矢理に冬につくるために大量の農薬が使われており、その量はなんと、平均60回近くも散布を必要とするのです！　農園にいちご狩りに行った場合は必ず良く洗ってから食べてくださいね。

ちなみに、農薬は、殺虫剤や防虫剤、虫よけスプレーの成分にも使われていますので、こちらも注意が必要です。特に小さなお子さんがいらっしゃるご家庭では、家の中で頻繁に使用されない方がよいでしょう。夏の虫対策をされる場合、アロマオイルなどでつくった自然の虫除けを使用することをおすすめします。天然アロマの香りも心地良いですし、虫は寄ってこないし、一石二鳥です！

日本人は食品添加物を年間6キロも摂取している事実

食品添加物もまた、農薬同様に日本は世界で1番使われています。化学添加物と天然の添加物を合わせると平成27年では814種類が厚生労働省で認められています。

他の国を見てみると、アメリカ133種、ドイツ64種、フランス32種、イギリス21種、北欧には0という国もあるほどです。

一般的なスーパーで1日3食の買い物をすると80〜100種類の食品添加物を摂ることになるそうです。そして、日本人の年間平均摂取量はなんと食品添加物だけで、6・72キログラムにも上ります！

「え〜！　そんなに使われているの？」とショックを受ける方も多いのではないでしょうか。しかし、これが現実です。どのようなときにこれらの食品添加物を使われるのかといいますと、以下のような用途があります。

・栄養価が低い食材→栄養剤
・見栄えの悪い食材→発色剤
・日持ちの悪い食材→保存料
・甘みを加えるときに→甘味料
・旨味を出したいときに→アミノ酸

…などなど、私たちの好みに合わせ、食べ物の見栄えもよくし、食品を長持ちさせるために一番低コストで解決してくれるのが食品添加物なのです。

発がん性が高いもの、催奇形性の高いもの、また日本では脳神経を狂わせるものまでさまざまな健康リスクがあると指摘されていながらも未だに食品添加物の分野は野放し状態といえるでしょう。

100%添加物なしで生きていくのは今の日本ではもはや難しい現状ですし、すべての添加物のカタカナ名称を覚えることも大変ですが、とにかくこれだけは避けて欲しいという危険な添加物をいくつかご紹介しておきます。

はっきり申し上げれば、身体に害のある毒性の高いものですので、ご自分だけでなく家族のためにも口に入れるのは避けてほしいと思います。また、スーパーやコンビニで買い物をするときには、食品や包装パックの裏ラベルを必ずチェックする習慣をつけて、なるべく無添加のもの、自然の食材を選びましょう。無添加や自然食品の方が量産品よりも値段が高い場合がありますが、命や健康はプライスレスだと肝に銘じましょう!

【ハイリスクな添加物リスト】

◆亜硫酸ナトリウム（発色剤）
〈リスク〉発がん性、うつ症状、頭痛、記憶障害
〈食品〉ハム、ソーセージ、ベーコン、魚肉ソーセージ、いくら、たらこ、明太子、カット野菜など

◆安息香酸ナトリウム（保存料）
〈リスク〉発がん性、めまい、神経障害
〈食品〉飲料、マーガリン、醤油もどき、酢もどき、シロップなど

◆タール色素（合成着色料）
例：赤色１０２号など数字で書いてある色素
〈リスク〉発がん性、不妊症、催奇形性など。
〈食品〉菓子類、飲料、漬物、ソーセージ、ハム、たらこ、かまぼこ、たこ、ジャム、薬など。

※化粧品の口紅も含まれ、知らないうちに食べていますが、食品よりも使用基準が低い。これらにも注意が必要です。

◆人工甘味料（甘味料）

例：アスパルテーム、アセスルファムK、スクラロースなど。

〈リスク〉発がん性、精子減少、視力低下、失明、パーキンソン病、うつ症状、内臓異常、成長の遅れ、甲状腺の働き低下、ミネラルの欠乏、だるさ、頭痛など。

〈食品〉ゼロカロリー食品、ダイエット食品、ノンアルコールドリンク、ガム、アメ、アイスなど

◆グルタミン酸ナトリウム（旨味成分調味料）

〈リスク〉脳神経細胞の破壊により、パーキンソン病、アルツハイマー、知能障害、多動性障害、不眠症、うつ症状、めまい、副腎、子宮、卵巣、肝臓、ホルモン異常など。

〈食品〉粉末ダシ、固形スープ、加工食品全般、調味料全般。アミノ酸調味料と記載されています。

◆防カビ剤（OPP、OPP-Na、TBZ）

〈リスク〉発がん性、催奇形性、染色体異常、変異原性、遺伝子損傷性など。

ハイリスクな食品添加物の数々

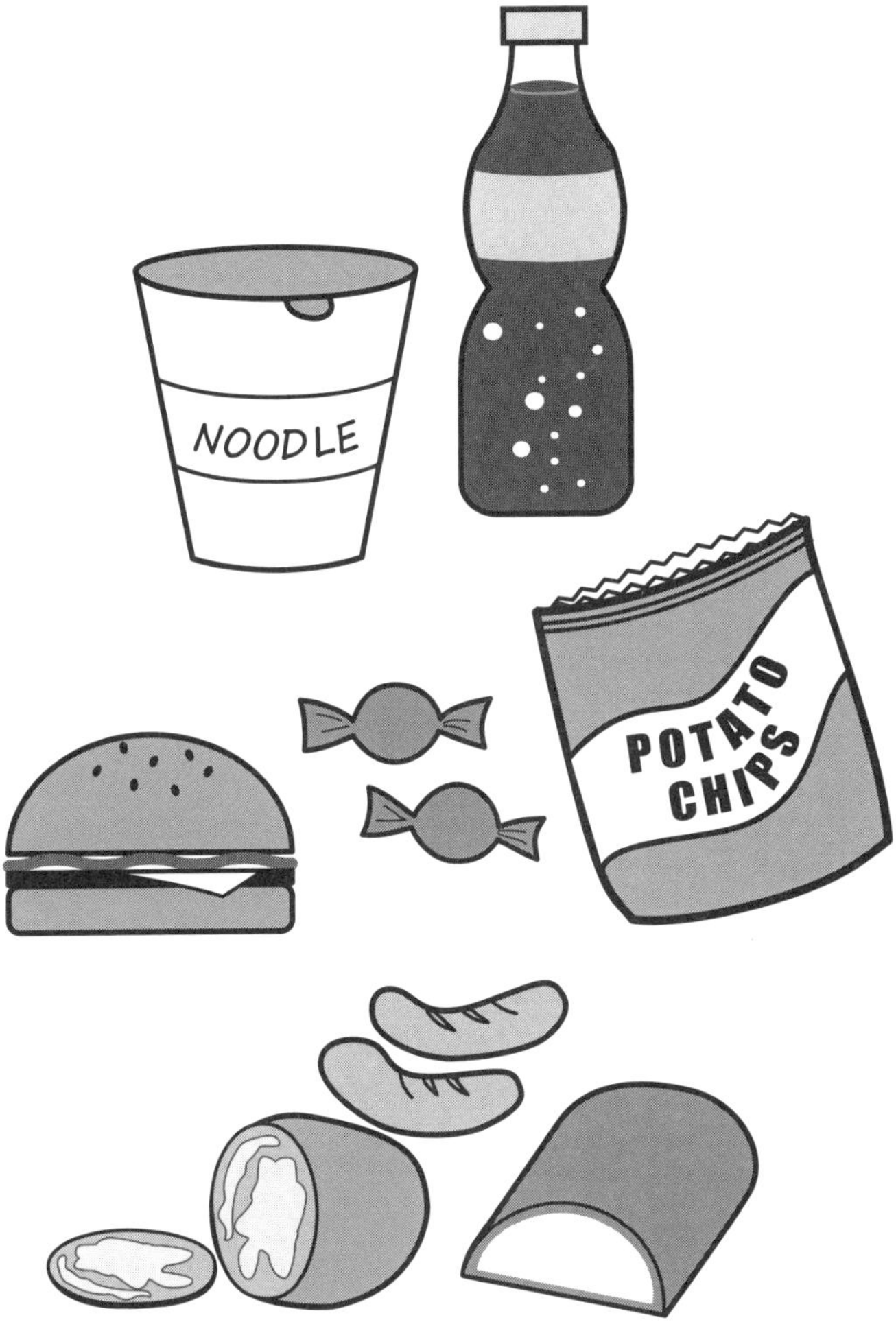

〈食品〉海外から輸入されてくる果物全般（グレープフルーツ、レモン、オレンジ、バナナなど）

農薬の項で触れた「ポストハーベスト農薬」のことで、体内の酵素の働きを妨げ、浪費させます。そして他の農薬同様、石油からできている環境化学物質ですので体内に入ると排出しにくいので蓄積されます。

◆ソルビン酸（保存料）

〈リスク〉発がん性、免疫障害、代謝障害、腎臓肥大、循環器障害、膠原病の一因など。

〈食品〉クリーム類、コンビニ弁当、ソーセージ、ハム等食肉加工品、チーズ、漬物、佃煮、ジャム、シロップ、煮豆、かまぼこ、ちくわなどの魚介加工品など。

◆プロピレングリコール（PG）（品質改良剤）

〈リスク〉発がん性、赤血球減少、中枢神経抑制、染色体異常、内臓異常など。

〈食品〉生麺、イカやタコの燻製、ジャム、たらこ、餅、チーズ、餃子、豆腐など。

食品以外に、化粧品や生活日用品にも多く含まれているので、合わせて注意が必要です。

とっても怖〜い遺伝子組み換え食品

遺伝子組み換え食品（GMO：GMO-Genetically Modified Organism）とは野菜や果物、豆類のDNAの一部を切り取って、人為的に新たにつなぎ換えて新しい別の遺伝子をつくることです。除草剤耐性作物（遺伝子組み換えなどにより、特定の除草剤に対して耐性をもたせた作物のこと）の大豆やら害虫に強いトウモロコシやじゃがいも、日持ちの良いトマトなどが多く出回っていると思います。大豆、トウモロコシ、じゃがいも、菜種、綿の90％位は遺伝子組み換え食物なのです。ということは、ほとんどはGMOということになります。その他にも甜菜、アルファルファ、パパイヤ、ピーマン、トマトなどにも多くのGMO商品があります。

厚生労働省によると平成28年7月現在日本では306品種ほどが安全性審査を通過したと発表されています。食品添加物の中にも遺伝子組み換えされているものがあり、それらは24品種だそうです。「遺伝子組み換えでない」と記載のないものは遺伝子組み換えされているものだと思ってよいでしょう。また、「遺伝子組み換え不分別」などという記載があります。これは入っているかもしれないけど、調べていないから分からないということのようです。
原材料表示も4つ目以降は表示しなくても良いですし、5%未満なら入っていても表示しなくて良いということでこの遺伝子組み換えはまだまだ解明されていない部分も多く、不自然な食べ物には違いありません。

【遺伝子組み換え食品の三大障害】
・発がん性・アレルギー・不妊症

残念ながら、日本の食品の中にも遺伝子組み換え食品が山ほど使われているのです。お料理で使う油や、子どもたちが食べているお菓子類、マヨネーズ、アイスクリーム、発泡酒など…大企業が量産のために大量に使用している可能性が高いので、ご自分やご家族の健康を本気で考えるなら、購入するもの（口に入れるもの）が安全かどうかをしっかり調べてみることをオススメします。

「動物性タンパク質＝栄養食」という幻想を捨てよ

戦後、日本人の食スタイルは西洋的な栄養学が入り、日本人にはタンパク質が足りないと言われ、動物性主体の食事が日本の食卓を占領しました。

五臓六腑という言葉からもわかるように、「腑」という消化器系の内臓をあらわす言葉がありますが、そこに「肉」を入れると「腐」、即ち、腐るという字が体内をあらわしています。肉を多く食すことにより腸内で腐敗し、血液が汚れてそれを解毒するために肝臓にも負担をかけます。肉は酸性ですので活性酸素がたくさん発生し、身体の酸化を促進します。これは大きな魚も同様です。

動物性のタンパク質を摂る場合は、農薬に汚染されていない自然な環境の牧草などを食べて育ったものや、手のひらに収まる程度のまるごと食べられる浅瀬の魚介類を時々いただくようにしましょう。

この他、家畜の餌を見ても、遺伝子組換えの穀物やポストハーベスト農薬の問題、抗生物質やホルモン剤の投与などが気になります。魚の場合も、養殖のものは同じ理由から避けたほうが良いでしょう。

また、違う側面からも動物性タンパク質は控えたほうが良いと考えられます。

その理由をお話ししたいと思います。今の時代、世界中で、飢餓が原因で1日に4～5万人の人が亡くなっています。いつでも食べ物が充分に手に入るのは世界のおよそ2割の人だけです。実際、穀物は世界中で年間24億トンも生産されており、これは世界中の人が生きていく必要な量の2倍になります。

では、ここで質問です。それだけの穀物が生産されているのに、世界ではなぜ食べるものが足りない人たちがいるのでしょうか?

それは、穀物は人間が食べる分だけではなく、先進国では穀物の6割(約4億トン)がウシ、ブタ、ニワトリなどの家畜のエサになっているからです!

ちなみに、牛肉1キロをつくるために穀物11キロ、豚肉1キロをつくるために穀物7キロ、鶏肉1キロをつくるために穀物4キロを消費しています。

それだけではなく家畜のゲップから放出されるメタンガスは、大気中の25％をも占めると言われております。これも地球温暖化の原因のひとつと言われています。

いかがでしょう。なにも知らずに、ファミリーレストランで肉料理を食べたり、ファストフードのハンバーガーを食べている方も多くいらっしゃると思いますが、1DAYファスティングでなにも食べない日をつくったり、ファスティング期間でなくても1日1食は菜食にするという選択をしてみる価値はとても大きいと思います。それだけでも約1kgのCO_2の削減ができると言われています。また、自分自身の健康のためだけでなく、ファスティングによって地球環境も守れるのですから一挙両得です。

また、肉を主体にした食事を続けていると、身体からさまざまな形でSOSが発信されます。

【肉食過多からくるサイン】

・吹き出物・肌荒れ・便秘・目やに・鼻水・おりもの・イライラ・ぜんそく・肝機能低下・腎臓低下・体臭や口臭・高血圧など

それでも続けていると、痛風、がん、心臓病などになるリスクが高くなります。

今の牛乳は人間の健康のために百害あって一利なし

牛乳は牛の赤ちゃんのためのもので、本来は人間が飲むものではありません。そして、牛乳は牛の血液ともいえます。とりわけ、日本人の腸にはカルシウムを吸収できるラクターゼという乳糖分解酵素がほとんどないので、飲んでも骨から溶け出したカルシウムと一緒に排泄されてしまいます。また、鉄分の吸収も阻害してしまうのです。結果的にミネラルを奪われ、骨や歯をもろくし、骨粗鬆症を引き起こします。

皮肉な話ですが、世界一牛乳を飲んでいる国民と言われるノルウェー人の骨粗鬆症の発症率は、なんと日本の5倍にもなります！　その上、乳牛に投与している抗生物質やホルモン剤、飼料に使われている農薬などの影響も非常に心配です。

また、乳牛は、本来は草食動物なのに高脂肪のお乳を大量に絞るために遺伝子組み換えのトウモロコシや大豆、油粕のような高タンパク高脂肪の飼料を食べさせられて不健康な状態にあります。

通常2～6年でお乳が出なくなると、廃牛とされ、肉用に屠殺《とさつ》されるそうです。こういった不健康な状態で絞った牛乳を飲み過ぎるとさまざまなアレルギーや3大疾病の原因にもなり、動脈硬化や生殖器のがんになりやすいという報告もあります。

当然、牛乳だけでなく、チーズやヨーグルトなどの乳製品も同様の影響が考えられるため、嗜好品《しこうひん》として、毎日健康のためという摂取は控えた方がよいでしょう。

お酒は合成酒以外を適度に楽しむ

昔から「酒は百薬の長」と言われてきました。最近の新潟大学の調査でほどほどのお酒を毎日飲んでいる人がもっとも死亡率が低いことがわかったそうです。飲み過ぎはダメですが、「程々のお酒」を飲んでいる人が「まったく飲まない人」と比較しても死亡率が低いというのです。

アルコールは基本的に身体にとって毒物です。アルコールは人間の細胞を固めてしまう作用がありますし、アルコールを分解するのに消化酵素をたくさん使いますので胃腸に負担をかけ、肝臓病の原因ともなります。ほどほどの量というのはアルコール量にして12グラムほどで、ワインならグラス1杯、ビールならタンブラー1杯、ウイスキーならショットグラス1杯程度です。

また、飲むお酒もできるだけ添加物の少ないものを選ぶようにしましょう。日本酒でしたら、醸造アルコール（米などの穀類、さとうきびといった、デンプン質、糖質の原料を用いて酵母で発酵させ、連続式蒸留機で蒸留した醸造されたアルコールで食用エタノールのこと）の入っていない、米や米麹《こめこうじ》からつくられた純米酒をおすすめします。醸造アルコールの入った合成酒などは避けましょう。また、ワインも無添加のものが安全です。

ちなみに、醸造アルコールと添加物によって1本の純米酒から10本の合成酒ができるそうです。

アルコールは本来人体にとって毒物ですが、ゆっくりお酒を飲みながら食事を楽しめば、日ごろのストレスが発散できたり、身体が温まり血行が良くなるので、長生きを促しているのではないのでしょうか。

ちなみに、ファスティング中は禁酒です。胃腸の吸収が高まり過敏になっているため刺激物は一切禁止になっていることと、本来はお酒は毒物なので排出中に採り込んでしまっては意味がないからです。ファスティング期間以外では、合成酒のような粗悪なお酒でなく、品質のしっかりした本物のお酒（純米酒や無添加ワインなど）を適度に楽しむ程度がよいでしょう。ときにはリラックスして、心を解放させてあげることも必要です。

世界で日本だけが規制のないトランス脂肪酸と過酸化脂質

「トランス脂肪酸」とは脂肪を構成している脂肪酸の一種で、油脂の加工工程で生じるもので、問題視されています。スーパーなどでごく普通に販売しているマーガリンやショートニング、クッキーなどの焼き菓子、揚げ物、中華めん類などに多く含まれています。

植物油等の加工の際に水素添加の過程で生成されるものと、植物油等の精製の際に、脱臭の過程で生成されるものがあります。トランス脂肪酸を過剰に摂取した場合、ＬＤＬ（悪玉）コレステロールを上昇させ、ＨＤＬ（善玉）コレステロールを低下させることが分かっています。

それによって、動脈硬化を促進させ、心筋梗塞や狭心症といった心臓疾患のリスクを高めてしまう他、気管支ぜんそく、アレルギー性鼻炎、アトピー性皮膚炎といったアレルギー疾患の疾患率を上げ、認知症やパーキンソン病を引き起こすという報告もあるくらい怖～い成分なのです。

海外ではトランス脂肪酸を厳しく規制している国も増えてきていますが、日本だけが話題になっている割には特に規制がないまま野放し状態になっているのが現状です。たとえば、アメリカでは食用に用いることは原則禁止、お隣の韓国でも加工食品に含有量の表示を義務化し、レストランや給食でも規制があります。日本で規制がないからといって安心せず、市販の食品を買うときは、表示を見てできるだけ避けましょう。

もう一方の「過酸化脂質」とは、簡単に言うと酸化した油のことです。これもトランス脂肪酸同様に血液の流れを妨げ、ドロドロ血の元凶となり、動脈硬化の原因となります。家庭での使い古しの油はもちろん、スーパーやコンビニで売られている揚げ物も時間が経過している物が多いので、要注意です。

また、天カス、スナック菓子、乾麺などは日持ちが良さそうでも酸化しています。ご家庭においても、市販のルーでつくっている翌日のカレーも油脂が多いので酸化が進んでいます。魚の干物は、過酸化脂質が多くなりますので、できれば鮮魚を食べましょう。

高GI食品は体内で急加速する危険なジェットコースター！

最近、「高GI食品」や「低GI食品」というネーミングをよく目にしませんか？　たとえば、お砂糖や小麦粉などの包装袋に書いてある場合もありますし、自然食品店の食材には低GI食品コーナーがつくられていることもあります。

「GI値」とは、「グリセミック・インデックス（Glycemic Index）」の略で、その食品が体内に入ったとき、糖に変わり、血糖値が上昇するスピードを計った指標です。GI値が高いほど、血糖値を急上昇・急下降させる食物ということになります。逆にGI値が低い食品は、ゆっくりと吸収されるため腹持ちがよく、ダイエットにもぴったりの食材ということになります。もちろん、GI値は、調理法や食べ合わせなどでも変化しますので、GI値が高い食品というだけで過剰に警戒する必要はありませんが、空腹時の最初に高GI食品を摂取するのはやめましょう。コース料理の順番で食べるのが理想的です。

高GI値の食品は、脂肪を蓄積させる働きを促します。もっともGI値が高い代表格の食品は、白砂糖ですが、他の砂糖も大きな変わりはありません。その他の高GI食品は白い食べ物に代表される、白米（精米された物）、白いパン、うどんなどです。

他にどんなものがあるか次の表を参考にしてみてください。

※また、肉類は、消化に時間がかかり内臓に負担をかけます。

表の引用：加圧トレーニング 名古屋 名東区 カシオペア ブログ

表内の☆印の品目は、GI値が70以上で、「高GI値」と言われます。

注意したいのは砂糖類や甘みのある物は、黒砂糖のように精製されていなくても高GI値が出ています。このような食品を摂ると、血中度を調節するために、膵臓からインシュリンを過剰に分泌することになります。インシュリンは血糖値を下げるだけでなく、脂肪をつくり、また脂肪の分解を抑制する働きがありますので、肥満の原因になると考えられています。

そして、高GI値の食品を常用し頻繁に急激に血糖値が上がると、インシュリンの分泌が追いつかなくなることがあると言われています。この場合、食後しばらくたっても血糖値が下がらなくなってしまうのです。この状態が慢性化すると「糖尿病」となり、さまざ

主な食品のＧＩ値（ブドウ糖を100として示したもの）

60以下を選択基準としましょう。

60以下：安心ライン 60～70：要注意 70以上：厳重注意

食品	GI値
☆餅	85
☆精白米	84
胚芽米	70
玄米（五分突き）	58
玄米	56
食パン	91
ライ麦パン	58
全粒粉パン	50
うどん	80
そうめん	68
スパゲティ	65
十割そば	59
肉類	45～49
魚介類	40前後
豆腐	42
納豆	33
チーズ	35
卵	30
牛乳	25

食品	GI値
プレーンヨーグルト	25
☆じゃがいも	90
さつまいも	55
とうもろこし	70
バナナ	55
トマト	30
キュウリ	23
☆キャンディ	108
☆菓子パン	95
☆チョコレート	91
アーモンド	30
ピーナッツ	28
コーヒー	16
緑茶	10
紅茶	10
☆白砂糖	110
☆黒砂糖	99
☆はちみつ	88
みりん	15

まな器官に合併症をもたらすような危険度の高い病気になります。

ですから、普段からＧＩ値の高い食品をなるべく避け、表でいうと60以下である低ＧＩ値食品を摂るようにしましょう。もちろん、過剰に神経質になる必要はありません。ＧＩ値の高い食品を食べたいときには、低い食品を上手に組み合わせて、理想的な栄養食にしていくことをおすすめします。

しかし、毎日食べる主食である米やパンに関して言えば、なるべくＧＩ値の低いものを選ぶようにしましょう。たとえば、お米ですと、高ＧＩ値の精米した白米（84）よりも低ＧＩ値の玄米（56）を摂ることは血糖値の上昇が緩やかであり肥満の予防にも糖尿病予防にもなるのではないでしょうか。

ご参考までに、低ＧＩ値の甘味料を列記致しますが、甘い味が入ってきた時点で脳は勘違いをしてインシュリンを過剰に分泌することがありますので、摂り過ぎると低血糖になる怖れもありますのでご注意ください。

◆みりん　15
◆アガペシロップ　21（メキシコなどで生育する植物アガペから採る自然の甘味料）
◆オリゴ糖　10
◆甘酒（甘酒は玄米、白米に準ずる）　56～84

甘〜い白砂糖はさまざまな病気の温床

砂糖は、数ある食品の中でも一番体に影響があると言っても過言ではないでしょう。もともと人間の体は砂糖を直接摂るようにはできていません。特に、白砂糖は精製過程でさまざまな薬剤を使用して製造されます。その際に、大切なミネラル、ビタミン等をすべて奪ってしまいます。現代人は白砂糖を長年摂り過ぎており、分解される過程でカルシウムが必要なため、体内の骨や歯を溶かして供給されているのです。これが甘い物を食べると虫歯になったり、骨が弱くなる理由です。

その他にも砂糖の害を列挙しておきましょう。

・ビタミンB1欠乏症になる
・肥満や心臓病になりやすい
・イライラして怒りっぽくなる
・がんを誘発しやすくなる
・胃腸に負担をかけ悪玉菌が増える

・脳から快楽物質が出て依存症になる
・血糖値が急上昇するので糖尿病の危険性など。

また、黒糖や、和三盆糖は多少のミネラル分が残っているものの甘い味がするものはみな白砂糖と同じ作用を身体におよぼします。よく白砂糖より良いものと勘違いされている三温糖は白砂糖を更に加工したものなので、ミネラル分はありません。砂糖は消化器にも大きな負担をかけますので身体ではなく、脳だけが欲しがっているものだと思ってください。

ダイエットによさそうな人工甘味料の甘い罠

人工甘味料はカロリー0、血糖値も上がらないなどと言って健康に良さそうな宣伝文句が並んでいますが、実は、身体にとっては大きな負担があります。

代表的なものにアスパルテームという人工甘味料がありますが、これは、遺伝子組み換えされたバクテリアを使用して製造されており、発がん性の高い神経毒とも呼ばれています。

他に、スクラロースというダイオキシン類と同じ原料でつくられているものなどがあります。このスクラロースは砂糖の600倍の甘さがあり、加熱して138度を超えると塩素系ガスを発生し、さまざまな健康被害が懸念されています。

【知っておくべき人工甘味料の名称】

・アスパルテーム・スクラロース・ステビア・アセスルファムカリウム・サッカリン・アドバンテーム・ネオテーム

また、人工甘味料は血糖値は上がりませんが、前述したように、脳が甘いものと認識するとインシュリンを分泌するので低血糖症などを起こしやすくなります。依存性も高く、摂取すればするほど食欲中枢が異常になり、空腹になり結果肥満を引き起こすのです。

さまざまな食品や飲料に含まれていますので、スーパーやコンビニなどでも買う前に原材料名をチェックする癖をつけておきましょう。

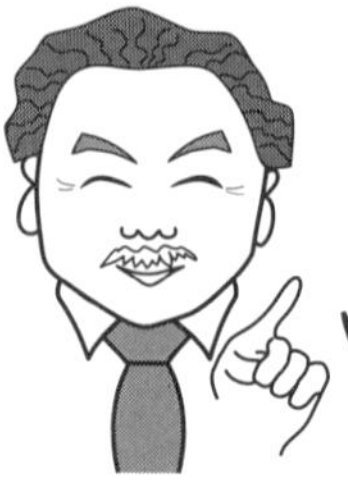

FASTING WORLD GOOD NEWS vol.5

文◎医療・環境ジャーナリスト　船瀬俊介

ファスティングで
老化スイッチONを先延ばし！

スティーブン・スピンドラー教授（カリフォルニア大学・リバーサイド校）

カリフォルニア大学リバーサイド校のバイオケミストリー教授で、バイオマーカーの科学諮問会議議長であるスティーブン・スピンドラー教授が提唱した遺伝子理論によると、すべての遺伝子情報にはスイッチが「オン」になって使われているものと、「オフ」の状態のものが在るとのことです。

スピンドラー教授は、マウスの肝細胞で、約1万1000個の遺伝子を調べました。
その結果、約100個のDNAは、若い時（人間で言う18歳くらい）と老年期（人間で言う70歳くらい）とで、遺伝子が変わってくることが分かりました。

青年期から老年期に向けて、DNAは老齢になるためのスイッチを「オン」にし、青年期に必要なスイッチを「オフ」にすると考えられているようです。
ただし、カロリーだけを減らし、栄養素を必要量摂取する「粗食の生活」を心掛けると、老化スイッチの「オン・オフ」を先延ばしにすることができるかもしれないと発表されています。

人間とマウスは、同じではないので比較はできませんが、超高齢のマウス（人間で言う90歳くらい）に、食事量を2週間で80kcal、次の2週間を53kcalと大幅に減らしました。すると、19個の遺伝子が若返りました。つまり、老化スイッチONからOFFになり、老化スイッチがはずれたのです。

第3章

環境毒からキッパリデトックス！

家の中にも外にも危険がいっぱい

有害化学物質の種類は２０００万種以上！

さて、前章までは食べ物毒に関する正しい知識について書いてきましたが、私たちの生活を脅かしている危険因子は、なにも食べ物だけではありません。日常生活を取り巻いているさまざまな危険因子を正しく理解し、それらを上手にかわしていきましょう！

もちろん、読んだ後、「すべてが危ない！」といって、呼吸することすら神経質になり、人里離れた山に籠《こも》ってしまうような必要はありません。日常生活を快適に過ごしながら、しっかりと自分の身体と心をガードできる方法こそが、ファスティングなのです。

では、一体どのような危険因子がこの世に溢れているのかを見ていきましょう。

人間の体の中にはさまざまな有害化学物質が大気汚染や農薬、食品添加物などを介し、私たちが知らず知らずのうちに体内に入り、少しずつ蓄積されています。体内ではとりわけ腸や脂肪に有害物質は溜まりやすいと言われています。有害物質の数は２０００万種類もつくり出されたと言われており、世界で10万種類、日本に5万種類の石油化学物質が出回っています。

日常生活に溢れるさまざまな有害化学物質！

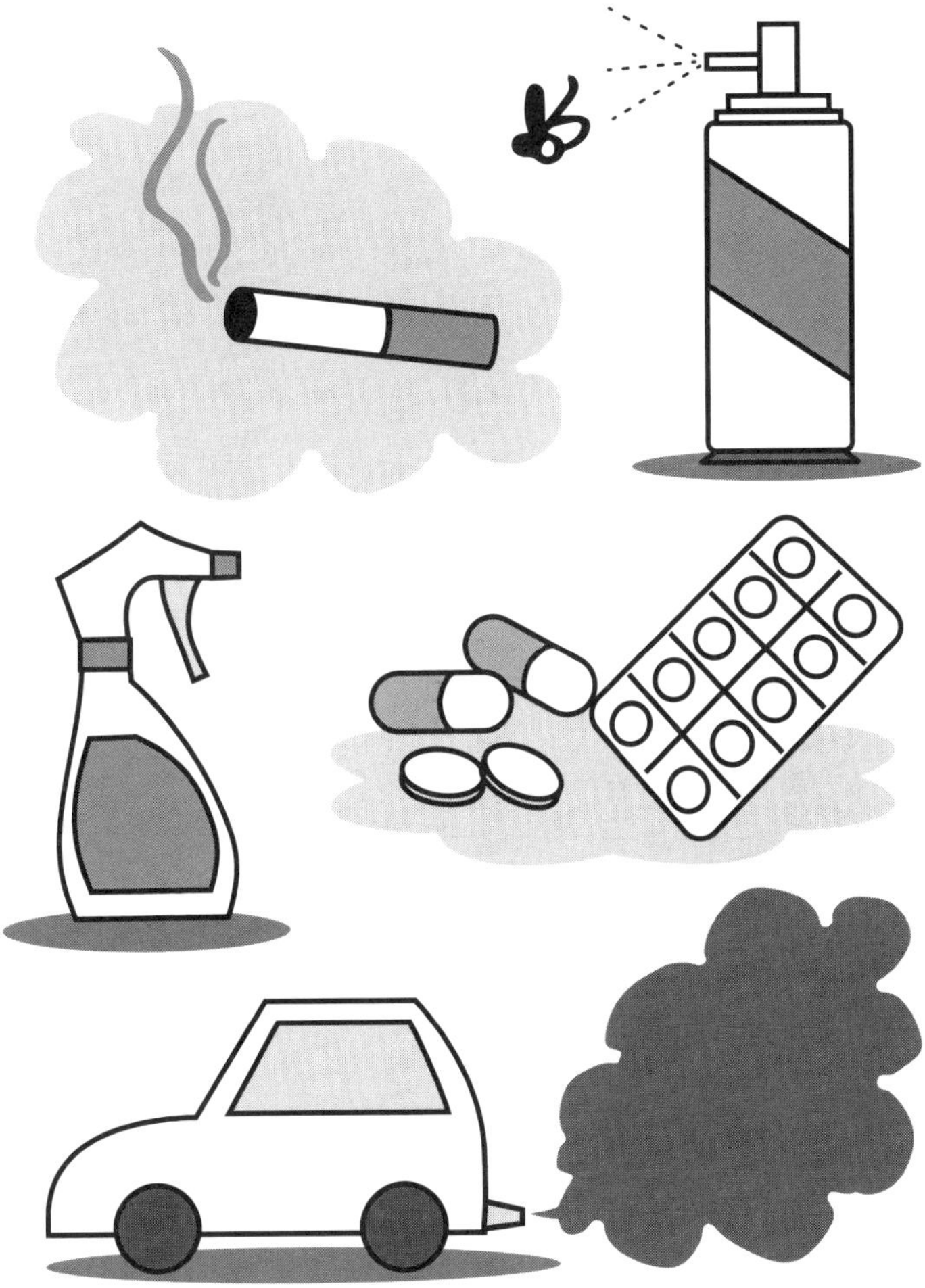

そのうちの90％以上が、食品や薬をとおして私たちの身体に取り込まれており、残りは生活環境の中で入ってくるものです。これだけ聞いてもぞっとしませんか？でも、これが今の現実なのです。

【呼吸や皮膚から】

車の排気ガス、たばこの煙、消毒薬、殺虫剤、漂白剤、芳香剤、接着剤、アルコールなどの揮発性物質、工場や廃棄物処理場からの煤煙、放射能、ＰＭ2・5、ＰＣＢ、ダイオキシン類、界面活性剤など。

【飲食から】

食事で摂取した栄養分の残りカス（老廃物）、食品添加物、残留農薬、肉や魚に含まれるホルモン剤や抗生物質、薬、人工甘味料、有害重金属、プラスチックやスチロール容器からの有害物質、水道水の有害物質など。

厚生労働省は汚染物質の１日の摂取量を調査しており、その摂取量は専門家の考える許容量を下回っているので、ただちに危険な状態になるというわけではないという見方です。

しかし、何年後、何十年後に体内に溜まった汚染物質がどのような結果を引き起こすのかは誰にも分りませんし、政府や企業が保障してくれるものではありません。

また、生まれてくる我が子、その孫、そして、その孫たちが果たして健康で安心安全な生活ができるのか、それを考えると、自分たちができる対策と防御を今しなくてはいけないと切に感じます。

体内毒をスッキリとデトックス！

さて、体内に取り込まれたさまざまな有害物質は一体どうなるのでしょうか？ それらは、体の自浄作用により、尿、便、爪、髪、角質、汗、おりもの、皮脂などから排泄されます。この中でももっとも大きな役割をしているのが便で、健康な方でしたら75％が排出されます。次に尿で20％が排泄されます。ところが、腸内環境が悪く便秘などで排泄が滞っている状態ではどうでしょうか？

排泄されない汚染物質が長く腸にとどまることで、必要のないものが腸から再吸収され肝臓にまわるという悪循環を起こします。

また、腸内に溜まってしまっている不要物で、「宿便」といわれるものもあります。宿便は普段便秘がちな方が溜まりやすいのと、その他の排出が滞りやすくなるので、常日頃から便秘は解消しましょう。ちなみに、1DAYファスティングをはじめることで、ひどい便秘が改善され、お通じがよくなった方もたくさんいらっしゃいます。宿便対策のためにもファスティングは効果的なのです。

体内に溜まった有害物質によって引き起こされる症状や病気も数多く報告されています。その一例を挙げておきましょう。

【毒による悪影響】

・生活習慣病の発症
・肩こりや冷え性などの慢性的な不調
・頭が重く気分が安定しない
・腸が汚れて免疫力が下がる
・アレルギー体質になる

・摂取する栄養成分の吸収が悪い
・肌の再生力が低い、老化する
・シミ、シワ、ニキビができる
・ストレスを感じやすくイライラしやすい
・うつ病、自閉症の原因となる

また、さらに深刻になると、ガンを発症したり、脳への影響を引き起こす場合がありますので、注意が必要です。

ファスティングに合わせて、今すぐにできることがたくさんありますので、デトックスパワーを発揮する食物などもご紹介しておきます。毎日、デトックスフーズを意識的に摂取して、体外へ毒素を排出するように心がけたいものです。

【デトックスに効果的な食物や食材】

水、発酵食品、ケイ素、活性炭、リンゴペクチン、寒天、こんにゃく、キダチアロエ、生姜、レモン、グレープフルーツ、酢、ブロッコリー、アスパラガス、ケール、ホウレンソウ、レバー、イワシ、牡蠣、ウナギ、イカ、マグロ、高野豆腐、五葷類《ごくんるい》（ネギ・ニラ・ニンイク・アサツキ・ラッキョ）、玄米&ごま塩、スーパーフード（栄養バランスに優れ、一般的な食品よりも栄養価が高い食品。スピルリナ、チアシード、マカ、麻の実など）、食物繊維、デトックスサプリメントなど。

また、口から取り込む食べ物だけでなく、ご自分でできるデトックスもたくさんあります。汗として毒素を出すためにお風呂に入ったり、ウォーキングやトレッキングをしたり、軽い運動を続けたり、ご自分ができる範囲でよいので、まずははじめてみましょう。

【デトックスに効果的な方法】

ファスティング、塩風呂、重層風呂、酵素風呂、低温サウナ、鉱石岩盤浴、砂風呂、陶板浴、有酸素運動、アロママッサージなど。

体内毒を排出することで、心身にはさまざまな変化が起こります。すぐに体感できることもあれば、ある程度続けていくと変わってくる症状もありますが、いずれにしても身体の中を浄化していくことでたくさんのうれしい変化を体感していけるでしょう。

【デトックス効果】

・太りにくい体質になる
・肌が生まれ変わる
・腸内がキレイになりアンチエイジング
・冷性、肩こり、むくみが改善
・体が軽くなる
・集中力が上がる
・視界が明るくなる

経皮毒《けいひどく》ってなに？

経皮毒とは、生活用品に含まれる化学物質が皮膚浸透し、体内蓄積され体の内外に悪影響を及ぼすことです。美容師の方々や主婦によく見られる手湿疹は、まさに経皮毒を経皮吸収しているためと思われます。

経口吸収する有害物質は、大気汚染、放射能、PM2・5、花粉などがあります。また、粘膜吸収する有害物質には、香水、芳香剤、無臭除菌剤、蚊取り線香（除虫菊以外）、ニス、ボンドなどがあり、経皮吸収してしまうものには、化粧品に含まれているプロピレングリコール（PG）、赤色○号、青色○号、黄色○号などのタール系色素、そして、洗剤やシャンプー、消臭剤などに含まれる合成界面活性剤があります。

※○号の「○」は、数字を略しています。

危険な合成界面活性剤は、今現在、200種類以上にも上ります。化粧品の世界においては特に乳化剤を用いてお肌に馴染みやすい製品に仕上げていますが、この乳化剤という有害物質は、お肌のバリアを壊して進入するだけでなく、タンパク質を壊し、体内に入ると肝臓でも分解できないどころか肝細胞を破壊するため発がん性があると言われています。また、河川や海へ流れてしまうと、深刻な環境汚染の要因のひとつになってしまいます。

【特に危険な合成界面活性剤】

トリエタノールアミン、ラウリル硫酸ナトリウム、ラルリル硫酸塩、ラルリル硫酸トリタノール、ポリエチレングリコール、エデト酸塩

【要注意！　経皮毒の可能性がある化学物質が入った日用品】

石鹸、シャンプー、リンス、台所洗剤、洗濯洗剤、その他洗剤、柔軟剤、化粧品（ローション、クリーム、ファンデーション、UVカット、口紅ほか）、歯磨き粉、制汗剤、入浴剤、ベビー用品（ベビー石鹸、ベビーローション、ベビー沐浴剤、おしり拭きシート）、毛染め剤、生理用品など。

ご覧いただければ分るように、日常生活で使うほぼすべての製品に経皮毒リスクがつきまとっていることになります。

下着や生理用品の素材からも体内に毒が入る恐怖

経皮毒は身体中のいたるところから体内に侵入してきますが、もっとも吸収率が高い場

前腕内側を1とした場合の身体の各部位の吸収率

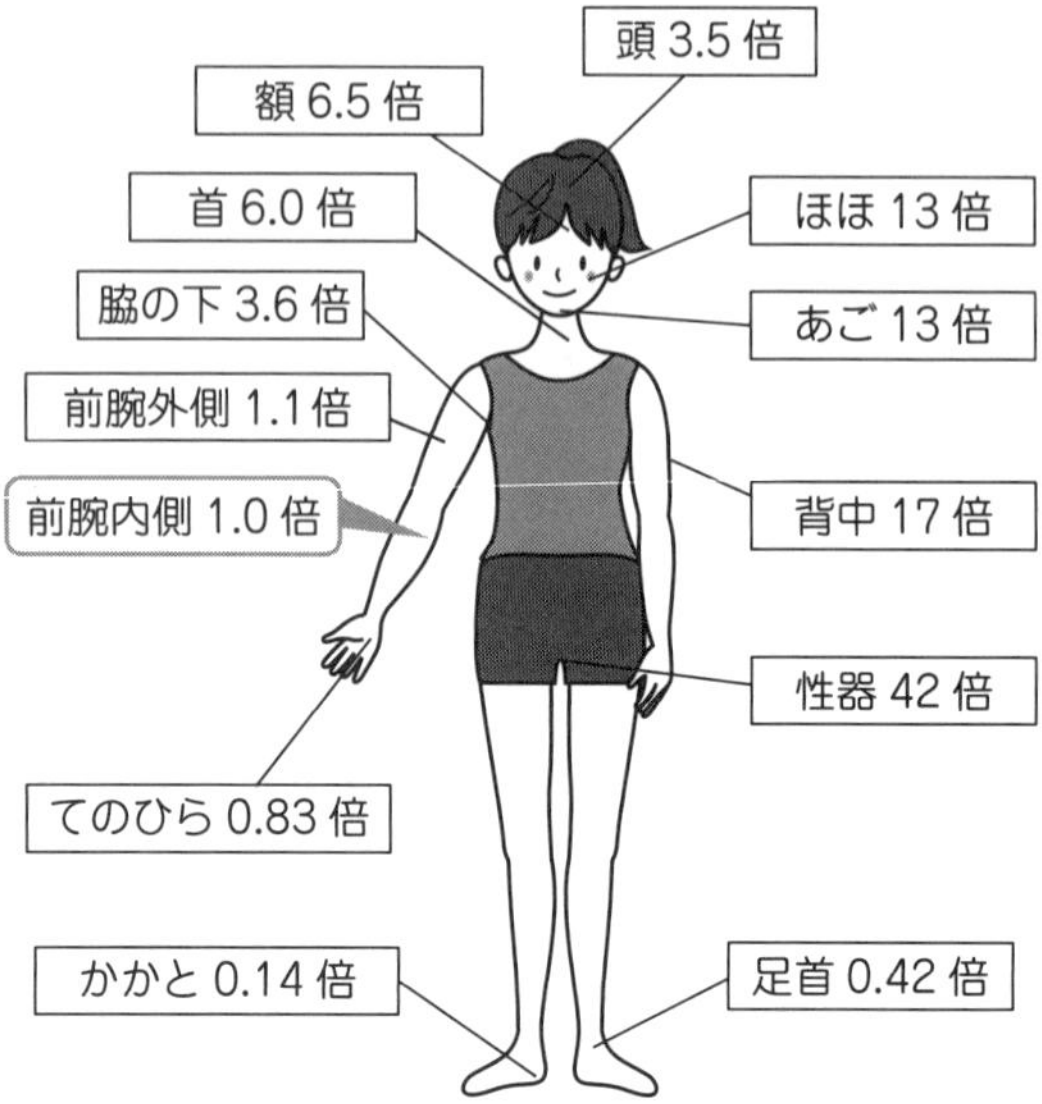

所がどこだかお分かりでしょうか？ 上の図を見てください。なんと前腕内側を1とした場合、男女の性器で経皮吸収率は42倍にもなっているのです。そうなると、毎日身に着ける下着にも気を配らないといけません。身体に有害な化繊などではなく、オーガニックコットン100%や麻と綿の混合素材などナチュラルで上質な素材を選びましょう。

　そして、女性の方は生理用品には布ナプキンやコットン100%のものにして高分子ポリマーが入っていないものを選ぶと良いでしょう。

今までおりものが多かった方はその違いを体感できますし、生理痛もなくなってしまったり、冷え性だった方はそれだけで体が温かくなるのを体感できるかもしれません。

また、赤ちゃんに使うベビー用品も化学物質だらけですので注意が必要です。できるだけ添加物の少ないものを売っているお店を探し、良質なものを購入するようにしましょう。多少お値段は高くなってしまいますが、安全安心なものを身につけることで健康が守られ、長寿につながるとしたら、結果的にとても価値のある選択だと思います。

何度も言いますが、健康な体と心はプライスレスなのです！

タバコで体内が酸素不足に！

タバコは体に良くないことは誰でも知っています。当然、ファスティング時には吸うことができません。なぜなら、ファスティングでなにも食べていない状態ですので、胃腸の吸収が高まり、過敏になっています。せっかくファスティングで解毒しているのに、毒を口から入れたら意味のないことになってしまいます。

では、タバコにはどのような害があるのでしょうか？

タバコの煙の中には4000種類以上の化合物が含まれ、その中にニコチン（血管収縮作用、依存性薬物、中枢神経の興奮や抑制）やタール（発がん物質、発がん促進物質）、一酸化炭素（酸素の250倍の強さでヘモグロビンに結合するので体内が酸素不足に陥る）などが含まれています。そのうちの発がん性物質はなんと60種類！　まさに、タバコの煙は発がん物質の総合商社、と言ってもよいかもしれません。

タバコが深く関係しているとされる病気は数々ありますが、とりわけ以下が考えられています。

【タバコが深く関わるとされる病気】

うつ病、ストレス、動脈硬化、高血圧、糖尿病、メタボ、バセドウ病、胃潰瘍、骨粗鬆症、脳卒中、心筋梗塞、喘息、ガン、肺炎、慢性閉塞性肺疾患、妊娠出産への影響、乳幼児突然死症候群、ＥＤなど。

タバコは嗜好品としての認識がある方も多いかと思いますが、麻薬にも劣らない依存性を持った立派な薬物のひとつです。ニコチンは、ヘロインと同じくらい断ち切るのが困難だそうです。1987年のアメリカ精神医学会で「ニコチン依存症」という言葉にして打ち出されました。喫煙を続けることで寿命は10年も短くなるというデータもあります。

また、喫煙の害は当事者だけでなく、副流煙として、煙りの被害が他の人にも及ぶことです。フィルターをとおした主流煙より、副流煙のほうがニコチンの量は2・8倍、一酸化炭素は4・7倍も含まれています。周囲の人や家族への影響は少なくありません。受動喫煙による影響で、心筋梗塞やガン、喘息などがあげられます。

喫煙をされる方はいつやめても「遅い」ということはありません。タバコの価格も上がったのでお金の節約にもなりますし、ファスティングをきっかけに体内毒を一掃してみませんか？　実際、ファスティングと同時に禁煙を成功される方も多数いらっしゃいます。

電磁波は家中に飛び交っている

一般に、電磁波とは、電気が流れるときに発生する「電場」と「磁場」がお互いに絡み合いながら、波を描いて進む電気の流れのことをさし、電気のある所には必ず電磁波が発生しています。

電磁波は「波」というだけあって、波の大きさ（高さ）、波の長さ（波長）によってその作用が大きく変わります。そして、この波は「周波数」によって区別されます。周波数とは一秒間に振動する回数のことで、単位はHz（ヘルツ）を使います。

この電磁波がさまざまな病気の原因になっていることが分かってきています。

たとえば、皆さんの身近にある携帯電話もそのひとつです。携帯電話を寝るときに頭の横や枕元において目覚まし時計代わりにしている方も多いのではないでしょうか？　実は、これはとても危険なことなのです。頭のすぐそばに電磁波発生装置を置いているのですから、毎日、電子レンジの中に頭を突っ込んでしまっているような状態です。これはすぐに止めてください！　私のクライアント様たちの中にもそのような方がいらっしゃったのですが、枕元の携帯電話を離れた場所に変えたら、慢性肩こりと偏頭痛がピタッと起こらなくなりました。

また、他にも、金属のメガネやアクセサリー、口の中の金歯などの金属に電流が流れてしまって肩こりや頭痛の原因になっていることもあるそうです。

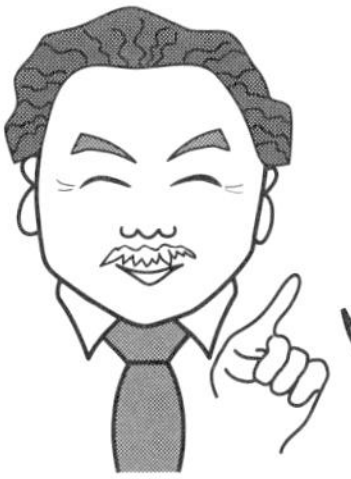

FASTING WORLD GOOD NEWS vol.6

文◎医療・環境ジャーナリスト　船瀬俊介

食事制限をしたアカゲザルは歳をとっても免疫細胞が活性化されている事実

J・ニコリク・ズーキック教授
（ポートランド、オレゴン健康大学、ワクチン遺伝子治療研究所）

「18年間、30％のカロリー制限を行ったアカゲザルは、普通食を与えられたアカゲザルに比べて、歳をとってもT細胞のレベルが高く（免疫力が旺盛）、細胞が若く、病気になりにくい」との研究結果を発表している。

また同博士らは、18歳から23歳のアカゲザル（平均寿命25歳。ヒトでは60～70歳に相当）41匹のうちに標準食13匹、30％のカロリーをカットした食事（腹7分の低カロリー食）をそれぞれ与えて、長期にわたり観察を続けたところ、低カロリー食のアカゲザルでは加齢により、もっとも影響される免疫細胞であるT細胞の機能や産生量がむしろ向上し、逆に炎症物質の産生量が減少することを実験で確かめている。

「カロリー制限が、免疫能の老化を遅らせ、感染症への抵抗力を維持することで、結果的に寿命を延ばす」
とズーキック教授は述べている。

米国・南カリフォルニア大学の老年学研究所の準教授T・E・モルガン博士は、「この研究結果は、カロリー制限による有益な効果は抗炎症作用によってもたらされる、という証拠の裏付けになる」と述べ、この研究を高く評価している。

（Proceeding of the National Academy of Sciences, 2006年12月11日号）

高圧線のそばの家も危ない

日本は、トランス脂肪酸の場合もそうですが、電磁波に関しても海外各国と比べて規制が非常にゆるいのです。欧米では、高圧線やケーブル類は地中に埋める埋没式になっているのが常識ですが、日本では見上げると未だにあちらこちらに電信柱やケーブルが伸びています。本来は400メートル離して住宅を建てるという規制があるらしいのですが、高圧線の鉄塔が公園の真横にあったりしますよね。小さいお子さんたちが遊ぶ公園のすぐ横に強力な電磁波を発生している高圧線の鉄塔があるなんて、ヨーロッパやアメリカでは絶対に考えられないことです。

また、海外に行くとコンセントは2つ穴ではなくて、3つ穴が開いているものが多いですが、この穴のひとつがアースになっていて電磁波を流しても帯電しないようになっているからです。一方、日本はまだ2つ穴です。このことだけみても、日本は電磁波対策に関して言えば、超後進国といえるでしょう。

ハイブリッドカーもヨーロッパなどで普及が遅れたのは電磁波に対する規制値が日本とはレベルが違うので、厳しい規制や安全対策をクリアーするために日本のメーカーが電磁波対策を講じる必要があり、思ったよりも時間がかかり、多額の費用を投じたそうです。
しかし、健康や人命が一番尊いものですので、当然の投資だと思います。

その症状、「電磁波過敏症」かもしれません

「電磁波過敏症」という症状をご存じですか？　携帯電話や電子レンジなどから発せられる電磁波にも敏感に反応してしまい、さまざまな体調不良を感じる方々のことです。

でも、考えてみてください。電磁波は本当に危険極まりない有害物質ですので、これに身体がすぐさま反応できるこの方たちこそが普通の健康な人であって、反応しないということは身体が麻痺してしまっている、すでに病んでしまっているともいえるのではないでしょうか。

【電磁波過敏症の主な症状】

頭が重い、息苦しい、疲労感、集中力の低下、めまい、吐き気、動悸

電磁波過敏症としてあらわれるこれらの症状が進行していき、さらに深刻な病気になっ

てしまうケースもあります。具体的にどんな病気が考えられるかを見ていきましょう。

【電磁波による影響】

発がん作用、がん細胞の成長促進、胎児の異常発育、神経ホルモンが変化（セロトニン、メラトニン）、自殺などの異常行動を引き起こす、白血球増加、免疫機能の低下、学習能力の低下など

電磁波は怖い、というのは頭では分かっているけれど、目に見えないものですし、敏感な方でないとさほど普段は気にすることがないかもしれません。また、現代人にとって、電子レンジや携帯電話などの家電製品はなくてはならないアイテムになっているでしょう。

あるとき、私も自分の家で一体どのような家電製品がどのくらいの電磁波を発生させているのかを電磁波カウンターで調べてみることにしました。その結果、我が家では掃除機とドライヤーの数字がとても高かったのです！　「え〜！　掃除機〜？」と意外に思いましたが、毎日使う掃除機からそれほど電磁波が出ているとは想像していませんでした。それ以来、掃除機は子どもに使わせるのが怖くなり、自分も体から離して使うようになりました。

ドライヤーは頭に向かって毎日使うものですので電磁波0のドライヤーを購入し、3種類のドライヤーの電磁波比較をしてみました。以下、電磁波が多い順に1位、2位となります。

【ドライヤーの電磁波発生ランキング】

1位：マイナスイオンが出るという謳い文句の量販店で買った一流メーカーの商品
2位：最近では量販店でも購入できる、サロン仕様の美容師さんが使う商品
3位：もちろん電磁波0の商品

なお、この様子はYoutubeで見ることができます。ご興味があれば、ご覧ください。

http://youtu.be/04sA_MXq1eE

また、家の中や外でとりわけ電磁波が多く発生している場所をホットスポットと言いますが、実は意外な場所がホットスポットになっています。たとえば、電車や車の中もかなりの電磁波が発生しています。飛行機の機内ももちろんホットスポットです。

そして、マンションや一戸建てのお家もオール電化が流行っていますが、IH調理器は調理している食材や調理している人にも電磁波の危険性があると言われています。便利＝

安全、ではないことを肝に銘じて、今後自分やご家族の身を守るための早急な対策を講じる必要があります。

【身の回りの危険なホットスポット】

IH調理器、ACアダプター、配電線、車、電車、ヘアアイロン、ドライヤー、電気こたつ、電気毛布、電気カミソリ、ハンドミキサー、電子レンジ、蛍光灯、PCやテレビ、サーバーの近く、高圧線、送電線付近300m以内

1DAYファスティングでも電磁波などの有害物質をデトックスできますが、毎日ご自分でできる以下の対策も行っていきましょう！

・マメに手を洗って水に流す、シャワーを浴びる
・なるべく自然素材の服を着る
・電子レンジは使わない
・電気の便座は使わない

・電磁波カットグッズを使用する
・琥珀のパワーストーンを身につける
・備長炭を置く
・焙煎玄米粉や炭、黒焼きを飲んでファスティング

大気中、雨、魚や野菜から全方位で侵入してくる放射能

2011年3月11日に発生した未曾有の東日本大震災は、日本人の記憶から未だに風化することはありません。この震災がもたらした福島の原発事故によって、広く飛散し続ける放射性物質の怖さや危険性をはじめて現実のものとして感じることができたのかもしれません。今なお、この問題は収束しておらず、大気や海によって日本だけでなく、世界中に深刻な環境問題、健康問題をもたらしているのです。放射性物質も目に見えませんが、確実に存在し、人体に影響を及ぼせる有害物質です。

ここで、言葉の整理をしておきますと、「放射能」とは放射線を出す力のことを表現している言葉です。「放射線」とは、放出されるエネルギー自体のことで、物質を透過する力

を持った光線に似たものです。「放射性物質」とは、放射能を持っている物質のことです。

放射性物質はいたるところに飛散していき、土壌や海水などにも含まれており、残念ながら日本の食材は未だ東日本の広い範囲で基準値を超える値が検出されていると聞きます。各自治体でも安全のための検査を綿密にされていますが、日本の食材の一部は未だに多くの国が輸入禁止をしているのが現状です。

自分たちの口に入る野菜、魚、肉類、きのこ類が一体どこでつくられて（加工されて）、どういう検査をしてきたものなのか、意識を高く持ち、買う前にチェックして安心安全なものを選んで購入する。これだけでも、ずいぶんと違ってきます。いたずらになんでも怖い、危ないと思うのではなく、自分自身の目と五感で正しいものを常に選び取る目を持っていただきたいと思います。

今もなお東京では線量が多い場所が多いのですが、特に、雨どい、ダストフィルター、通気性のあるカーテン、掃除機や車の空気のとおる所、コケのついた土壌、路肩などの溜

身のまわりの危険なホットスポット

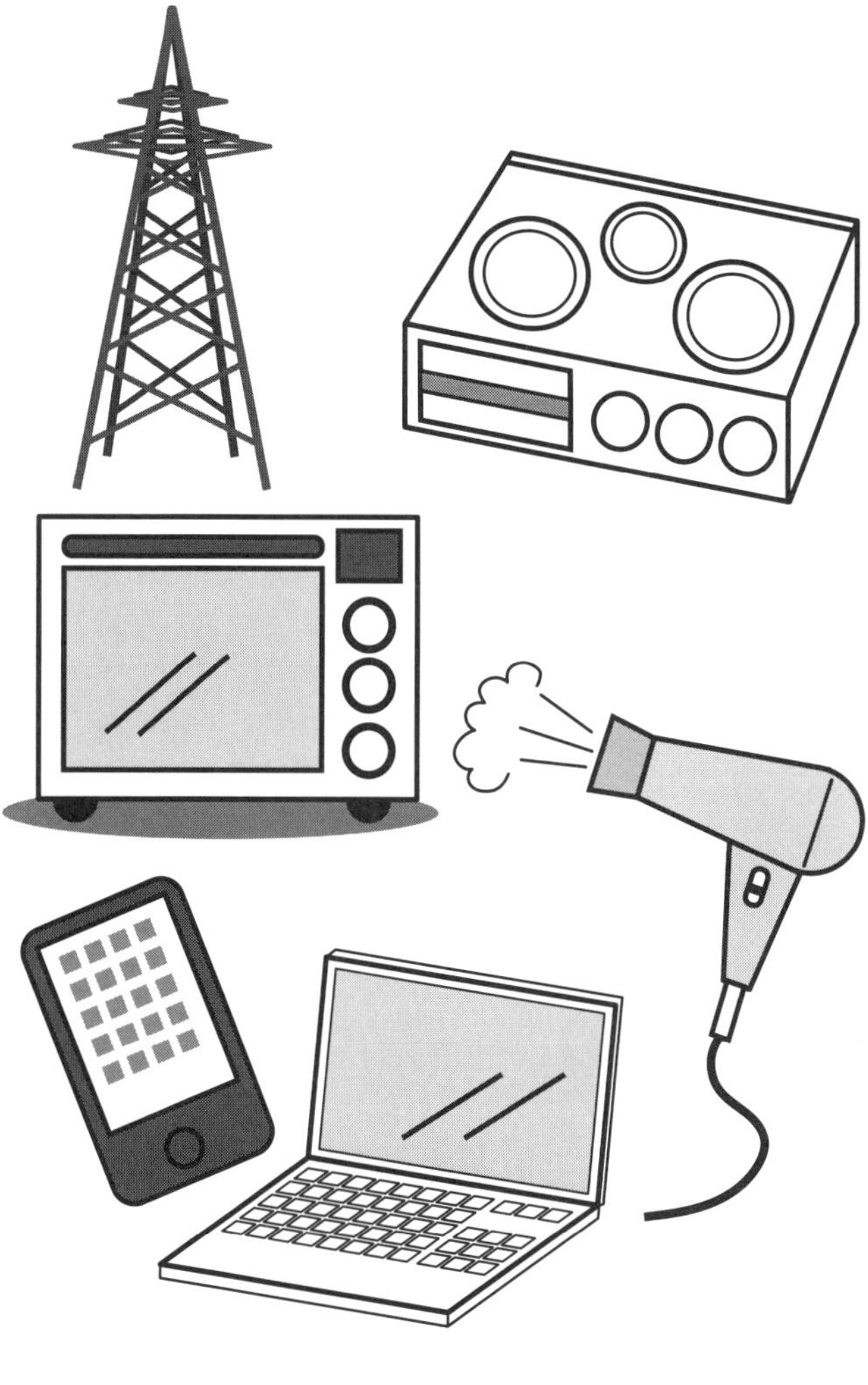

まった土、燃やしたものの灰などに吸着しているようです。
しかし、放射能の問題は原発によるものだけではありません。たとえば、じゃがいもは芽が出ないように保存性や利便性を考えて放射線を照射して流通させています。芽を出さないということは命のないものになりますので、人工的で非常に不自然なものですし、健康によいものとは到底考えられません。

今すぐやろう！　自分でできる放射能デトックス

【食べて放射能デトックス！】

微生物＝発酵食品、乳酸菌、ケイ素、りんごペクチン、活性炭、玄米&ごま塩、スピルリナ、グリーンアルジー、アロエベラなど。

【行動で放射能デトックス！】

ファスティング、塩風呂、重曹風呂、低温サウナ、酵素風呂、砂風呂、鉱石岩盤浴、陶板浴、有酸素運動など。

（引用：放射能と原発の真実　内海聡 著）

この他にも、マクロビオティック的自然療法では梅の黒焼きや黒炒り玄米なども解毒効果があるとしているので、焙煎玄米粉や麻炭パウダーなども有効でしょう。

また、戦時中、長崎の病院で被曝した秋月辰一郎医師は自らが考案した食事療法により身を守る方法を実践しました。その先生はこんな言葉を残しています。

「食塩、ナトリウムイオンは造血細胞に賦活力を与えるもの、砂糖は造血細胞毒素。玄米飯に塩をつけて握るんだ。砂糖は絶対にいかんぞ！　砂糖は血液を破壊するぞ！」

そうして、ミネラルと発酵食品の微生物をたくさん含んだ、玄米、ごま塩、お味噌汁、これこそが放射能を解毒すると言っているのです。

未だに光の見えない放射能汚染問題ですが、まさに温故知新に還るときなのかもしれません。日本が誇ってきた昔の玄米菜食が再び脚光を浴び、そして、ファスティングの必要性が、今の日本で非常に高いと感じます。放射性物質で不安になっていらっしゃる多くの方々の光明になると信じています。

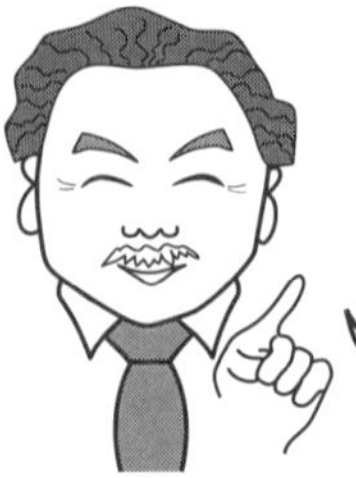

FASTING WORLD GOOD NEWS vol.7

文◎医療・環境ジャーナリスト　船瀬俊介

摂取カロリーを抑えれば
老化を抑えることができる！①

マーク・マットソン博士（米国ボルチモア国立老化研究所）

米国ボルチモア国立老化研究所では、回虫から猿までの動物実験を行なっており、「カロリーの摂取を抑えると、長生きする」という結論を得ているが、「摂取カロリーを60％に抑えると、寿命は50％延びる」ことがわかったという。

マウスを、
A群（好きなだけ食べさせる）
B群（摂取カロリーの60％を抑える）
C群（1日断食、翌日好きなだけ食べさせて、翌日は断食を繰り返す）

に分けて実験したところ、C群が一番健康で、しかも寿命が長く、老化による脳の損傷も少なく、アルツハイマー病やパーキンソン病にかかるマウスもいなかったと発表した。

そして、マーク・マットソン博士は、「断食が、酸化による脳細胞の損傷を抑え、体のあらゆる細胞の成長を促す」と結論している。

第4章

今日から
ファスティングを
はじめましょう！

ファスティングで身体と心が変わることを体感！

ファスティングをはじめると、栄養が外から入らない状態になるので、体の免疫力が下がり、病気になってしまうのではないかと不安に感じる人もいるでしょう。

しかし、実際には、外部から栄養が入ってこないことで体は一生懸命抵抗力を上げます。白血球は通常の2倍以上の量になり、体の中にある菌をやっつけてくれます。

また、断食によって、元々誰もが持っている自然治癒力が高くなっていきます。さらに腸内がキレイになる事によって、精神的な変化も得られるでしょう。精神疾患と呼ばれる病気が改善に向かっていったり、五感が優れるようになったり、頭がスッキリ冴えたりといったことが期待できます。

細胞からキレイになるので、アレルギー疾患の改善にもつながります。免疫力の向上により、風邪や感染症などにもかかり難くなります。ファスティングとは、太古の時代から引き継がれてきた信頼のおける、かつ、医療的にも効果の大きい健康法なのです。

第1章でもファスティングのメリットについて述べましたが、ここで再度思い出してみましょう。

【ファスティングで期待できる心身の変化】

体脂肪が落ちる、デトックス効果、体質改善、腸の浄化、免疫力アップ、血液の浄化、肝臓の浄化、感情の正常化、思考の明瞭化など。

また、ファスティング（断食）は、昔から病気の治療にも用いられている方法で、短期間の断食でも、健康に対する効果が高いことは医学的にも認められています。ファスティングで治ると言われている病気は、非常にたくさんあるのです。

たとえば、以下のものが代表的なものです。

【ファスティング効果が認められる症状・病気】

胃潰瘍、胃腸炎、片頭痛、胃もたれ、痛風、糖尿病、肩こり、腰痛、アトピー性皮膚炎、アレルギー体質、うつ病などの精神疾患、冷え症、肥満症、便秘症、痔、不妊症、ホルモン関係の病気など。（病気の治療の場合は、必ず医師の指示に従って行ってください。）

【ファスティング中の健康状態】

私は、ロシアで研究開発された「体内バランス測定器メタトロン」を導入し、ファスティングの前、ファスティング中、ファスティング後に、全身の周波数を読み取り、エネルギーバランスをチェックしています。

あくまでも一例に過ぎませんが、3日間ファスティングを行ったとき、ファスティングをはじめて1日目の終わりに計測すると肝臓のエネルギーバランスは悪くなっており、3日目にはまた回復の方向を見せ、バランスは元に戻っていました。

肝臓はアルコールをはじめ、薬や食品添加物、重金属といった有害物質の解毒に働く器官です。間違った食生活を続けていると肝臓には大きな負担がかかり、結果として解毒機能がキャパシティを超えて働きが滞り、有害物質が蓄積してしまいます。ファスティングにより新たな物質が入って来ないためデトックスに専念できるのです。ファスティング中は栄養素が入らないためにエネルギー源を肝臓から使います。そのときに溜まっていた毒が体内に放出されることがあり、それが原因で一時的に不調が起きる可能性があるのです。

それは長い期間のファスティングに限らず、人によっては1DAYファスティングでも起こりうることです。よくある症状として、倦怠感、眠気、胃痛、吐き気、頭痛、下痢、便秘、吹き出物、くしゃみ、鼻水などがあげられます。

症状が辛いときは水分をしっかり摂って塩を舐めると楽になります。3日以上続く場合や我慢ができない場合はご自分の判断でいったん中断してください。

なお、ファスティングの効果・効能には、個人差があります。必ず自己責任のもとで実施するようにしてください。

ファスティングをしてはいけない人

ファスティングを実施できるのは、健康状態、栄養状態に深刻な問題がない人だけです。健康状態や栄養状態が思わしくない場合、トラブルの原因になるため、万全な事前確認と準備が求められます。

ファスティングは病気の治療にもなりますが、すべての病気の治療に合うわけではありません。中には、ファスティングを行ってはいけない病気の人もいます。それは体力的な問題や、薬との関係などによります。

たとえば病院に通っている持病があったり、体調に不安があったりする人は医師などに相談する必要があります。

血圧の薬や、精神薬など常時薬を飲まれている方はお薬を止めないとファスティングはできませんので注意してください。

また、ファスティング中は、風邪薬や頭痛薬、痛み止めなどすべての薬の摂取はできませんのでご了承ください。なにも食べないで薬を飲むと刺激が強すぎて胃腸の調子がおかしくなります。そもそも、ケミカルな成分でつくられた薬には人体に多くの副作用があり、薬の害も肝臓などに蓄積しています。3日以上のファスティングではそういった毒素も体外に排出できる機会になります。

具体的には、次のような方は、3日間ファスティング（断食）をしてはいけないことになっています。

【3日間ファスティングNGの方】

・痩せすぎている人（※1　BMI値が17以下の人は医師の診断が必要です）
・乳幼児、小学生、高齢者の方
・仕事のスケジュールが過密な方
・体力が見るからに衰弱している方
・大量飲酒している方
・生理前、更年期障害の方
・妊娠中・授乳中の女性
・薬を長く常用している方
・降圧剤を常用している方
・長年に渡り、ステロイドを服用・塗布している方
・手術を受けたばかりの方
・人工透析を受けている方
・ステント（※2）が入っている方
・精神疾患や認知症が認められる方

・心臓病の方（不整脈・狭心症・心筋梗塞など）
・肝硬変、胃潰瘍、十二指腸潰瘍、潰瘍性大腸炎がある方
・脳卒中、悪性腫瘍等の重い病気がある方
・肺や臓器に機能不全がある方
・膠原病や難病の方

（※1）ＢＭＩ値の算出法　ＢＭＩ＝体重ｋｇ÷（身長ｍ×身長ｍ）
（※2）ステントとは、人体の管状の部分（血管、気管、食道、十二指腸、大腸、胆道など）を管腔内部から広げる医療機器。多くの場合、金属でできた網目・筒状のもので、治療する部位に応じたものが用いられる。

また、これらの状態にあてはまらなくても、体調が思わしくない、空腹時や食後にお腹が痛くなることがある、動悸や息切れ、めまいなどの自覚症状があるようならば、ファスティングにより、悪化する怖れがあるので避けるべきです。

体調が悪くなったといって、いきなり薬を飲むことは、飢餓状態の胃腸がショック状態（けいれん、痛み）を起こす場合があり危険ですので、事前にメディカルチェックを受けるなど柔軟に対応してください。

特に気をつけたいのが歯の治療です。虫歯など痛みがあってもファスティング中に痛み止めの鎮痛薬を飲むことができません。またファスティング中に歯痛が出てしまう方が多くいらっしゃるので、まず歯科治療を終えてからファスティングを実施してください。

ファスティングの基本サイクルを知る

ファスティングのサイクルは、1DAYであれ、3DAYS（3日間）であれ、以下のような4つのサイクルが基本形となります。

①準備期↓②ファスティング期↓③復食期↓④置き換え期

日程はファスティング期間に合わせて、準備期、復食期を取るようにします。

例えば3DAYSファスティングなら、準備期3日間、断食期3日間、復食期3日間が理想的です。

また、置き換え期は長ければ長いほどファスティング効果が持続します。

「1DAYファスティング」の具体的方法

①準備期

まず準備期に行うことは、胃や腸、そして脳を食べ物を入れないという状態に慣らすための期間です。消化に時間のかかる肉食や甘い物を控えめにし、食事量を少なくして身体を慣らします。

準備期間というのはファスティング期と同じ日数を必要とします。1DAYファスティングでは、1日前に準備をすれば良いのですが、3日前からできれば理想的です。この準備期に豆腐や納豆などの豆製品、野菜、海藻などの植物性食品を中心とした低カロリー食にし、外食をする場合は和食やそばなどを選ぶようにしましょう。

前日は夜8時までには軽めの食事を終えておきます。特に揚げ物や肉類は避けましょう。ファスティング中になにも食べられないからと、ここぞとばかりにケーキやお菓子などの甘いものやアルコール類などを無理に摂らないようにしましょう。

準備期間で食への欲求をセーブしますので、ファスティングよりも辛いという方もいらっしゃるようですが、準備期間を取ることでファスティングを楽に進めることができます。

準備するものとしては、良質な水とノンカフェインのお茶などです。水は代謝酵素が働くために必要不可欠なもので、血液として酸素や栄養を細胞に運び、体液の構成要素として細胞の働きを助けて老廃物の排出をする働きをします。そのため、1日1・5〜2ℓ程度の水を必要とします。

お茶はカフェインの入っているものは体に負担がかかるので、できるだけ避けて、体が温まるホットハーブティなどナチュラルなお茶を飲むようにします。私は「ジェイソンウィンターズティー」というブレンドハーブティを飲んでいます。

また、準備期からアルコールとタバコは控えてください。

徐々に軽めの食事を摂り、ファスティング日に強い空腹感を感じないように準備します。理想の準備期間は、1DAYファスティングなら前日、3DAYSファスティングなら前日までの3日間というようにファスティング日数と同じ日数を設け、食事の内容を調整します。

また、ファスティング準備期と復食期は、胃腸の栄養吸収率が高まり、過敏になっているため、薬の摂取も控えてください。もちろん飴やガムなどもNG。お茶やコーヒーなど、カフェインの含まれる飲み物も禁止です。また、ジュースなどの清涼飲料水は500㎖で、角砂糖に換算したら10個から15個分に値するほど糖度が高いので、こちらも厳禁です。

基本的に、固形物やジュース類は摂取しないこと。豆乳については液体だからとよく聞かれるのですが、豆製品は消化に時間がかかるため、こちらもオススメしません。

②ファスティング期

ファスティング中は、水分補給がとても重要になります。水もNGだと勘違いされている方もいらっしゃいますが、食事などの固形物がNGであり、水分補給は必ず行ってください。人は1日に2・5ℓの水を使い、そのうちの2・2ℓは飲食によるものです。ファスティング中は食べ物を食べない代わりに、ファスティングサポートドリンクを含め、1日最低でも1・5ℓ程度は意識的に水分補給をしましょう。サポートドリンクなどを1日3回~4回を目安に、お好きなタイミングで飲みます。自然塩も適量いただきます。塩水に

郵便はがき

切手をお貼りください

106-8790
018

東京都港区西麻布3-24-17
広瀬ビル2F

株式会社
ヴォイス 出版事業部

1068790018　　10

情報誌「Innervoice」を1年間無料進呈!

「Innervoice」購読用の会員登録を　□希望する　□希望しない　□登録済み

★「Innervoice」は当社からお客様への商品やセミナーなどの情報提供を目的としています。

お名前	フリガナ	男・女	会員番号
ご住所	〒□□□-□□□□ ※会員登録を希望されない方は、住所欄を空白にしてください。		
TEL		FAX	
携帯等		email	
生年月日(西暦)	年　月　日	年齢	
お買上書籍名			
購入した書店名(○○市△△書店またはインターネットサイト名)			

※ご記入いただいた個人情報はこの他の目的には一切利用しません。

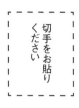

読者アンケート

◆読みたい本のご希望など、皆様の声を「編集部」に届けられます。

①本書をどこで知りましたか?

□書店店頭
□Innervoice
□雑誌の記事など
□友人から聞いて
□インターネット

②本書について

内　容……	□良い	□普通	□いまひとつ
デザイン……	□良い	□普通	□いまひとつ
本の大きさ……	□大きい	□普通	□小さい
価　格……	□妥当	□高い	□安い

③今後扱って欲しい本のジャンルはありますか?

④最近読んだ中で印象に残った本は?(他社含む)

⑤本書をお読みになってのご感想は?

※弊社WEBサイトなどでご紹介する場合があります。ペンネームのご記入がない場合は、都道府県と年代、性別を表示します。

ペンネーム[　　　　　　　　]

このハガキで本のご注文ができます。 ※ご注文には表面のご記入が必要です。※別途送料が必要です。

書名		冊
書名		冊
書名		冊

お支払方法:代引　送料:一律648円(税込)　※一部、島部・郡部は1944円(税込)

※通常、お届けまで1週間前後かかります。

1DAYファスティングの基本サイクル

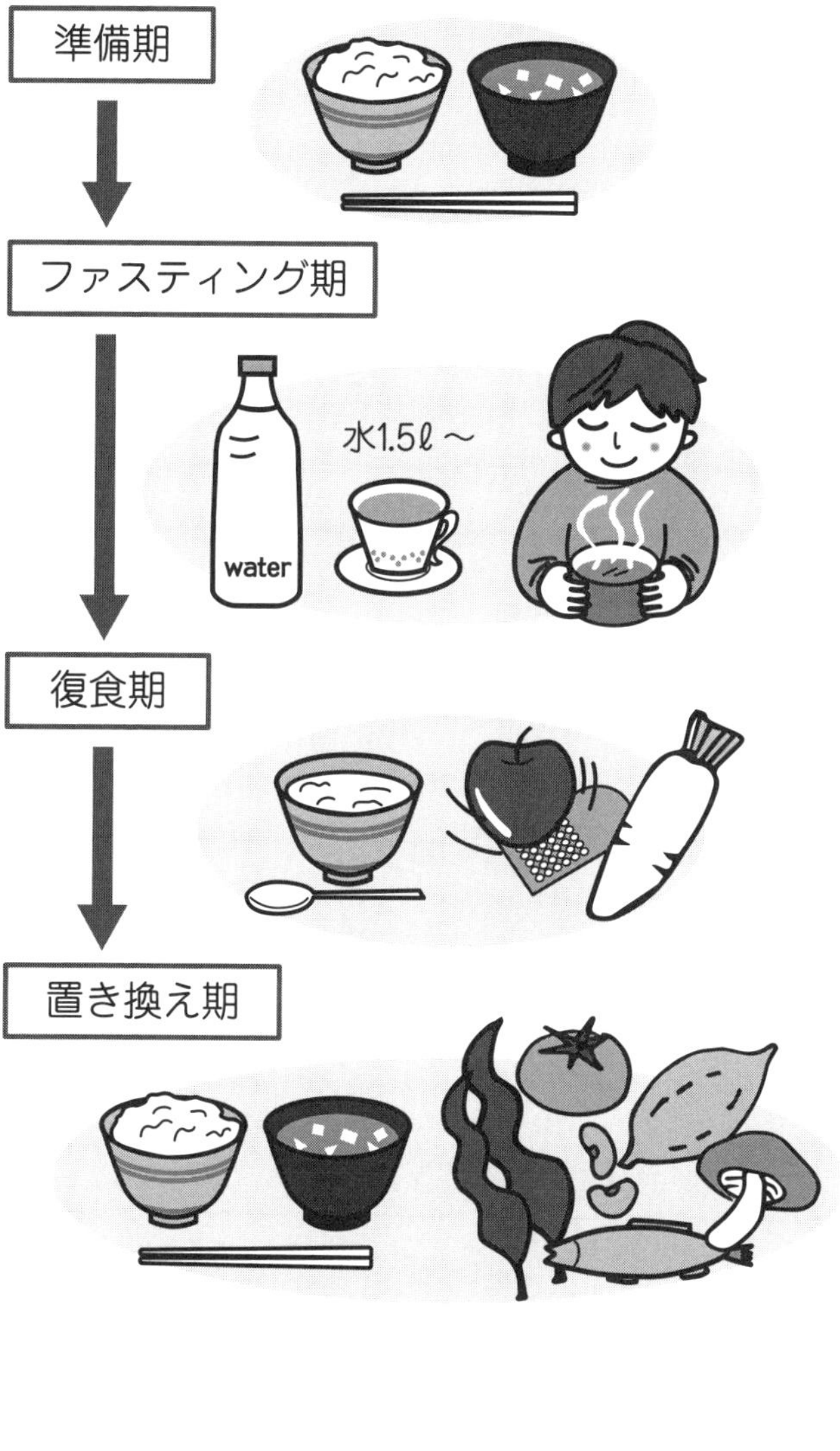
準備期
ファスティング期
水1.5ℓ～
water
復食期
置き換え期

【1DAYファスティングモデルプラン】

	準備期（1日）	ファスティング期（1日）	復食期（1日）	置き換え期（1日～）
朝	軽めの食事 （ご飯＆味噌汁）	※1 サポートサプリ 自然塩	サポートサプリ 重湯＆自然塩	軽めの食事 （ご飯＆味噌汁）
昼	軽めの食事 （ご飯＆味噌汁）	サポートサプリ 自然塩	サポートサプリ お粥＆味噌汁	普通食 （まごわやさしい）
夕	軽めの食事 （ご飯＆味噌汁）	サポートサプリ 自然塩	サポートサプリ お粥＆味噌汁	普通食 （まごわやさしい）
メモ	☆甘い物と油物はNG ☆動物性たんぱく質は控える ☆水、ハーブティーや※4焙煎玄米粉は好きなだけOK	☆水分は合計1.5ℓ～3ℓ摂るようにする ☆乳酸菌の飲み方は自由 ☆空腹が辛いときは、炭酸水、※2麦みそ汁、※3梅醤番茶、水、ハーブティーは好きなだけOK	☆動物性たん白質は控える ☆昼食までは固形物は控える ☆大根おろしやリンゴのすりおろしも良い ☆水、麦みそ汁、梅醤番茶、※4焙煎玄米粉は好きなだけOK	☆ま：豆類 ご：ゴマ わ：わかめ、海藻類 や：野菜 さ：魚、貝類、甲殻類 し：シイタケなどキノコ類 い：イモ類 ☆甘い物と油物は控える

※1　品質の良いサポートサプリが入手できない場合は「白湯と自然塩」または「麦みそ汁」にしても構いません。また、摂取回数は調整していただいて構いません。
※2 麦みそ汁とはここでは、出汁を使わず、麦みそをお湯で溶いて濾したもの。麦みそは消化も良くミネラルが多い。上澄みだけをいただきます。
※3　梅醤番茶は、梅干を潰して醤油を垂らし、生姜汁を少々入れお湯か番茶を注いだもの。体がとても温まります。
※4　焙煎玄米粉は玄米を粉にして焙煎したもので、これをお湯で溶いて飲みます。自然食品店などで購入できるノンカフェインで、体がとても温まります。

して飲んでも良いです。

ファスティング中は体内が化学物質などに過敏な状態になっているため、水分補給はミネラルウォーターやノンカフェインのハーブティ、玄米コーヒー（焙煎玄米粉）などがオススメです。炭酸を含むミネラルウォーターもOKです。

いずれの飲み物も冷たいと胃腸に負担をかけますし、食事を摂らないと体温がさがりますので、常温や温かいものを少量ずつ摂取しましょう。

また、睡眠をよくとり、無理に動かずに運動はストレッチやヨガ、ウォーキング程度にして、激しい運動は行わないようにしましょう。お風呂に入る場合は長湯を避けてください。アルコールとタバコは禁止です。

なお、ファスティング中に、人によっては頭痛や吐き気、下痢、胃痛、倦怠感などの不調があらわれることがあります。症状が辛いときは水分をしっかり取り、塩をなめると楽になりますが、我慢ができない場合はいったん中断してください。

ファスティングを実施するためには心と身体のバランスも大切です。睡眠不足であったり体力が低下していたり、強いストレスにさらされている状態でのファスティングは好ましくありません。

③復食期

胃腸が敏感になっていますので、いきなり固形物を摂るのではなく、消化のよいお粥からはじめ、ファスティングサポートサプリなどを併用しながら、徐々に普通食へ戻します。この期間もファスティング期の長さに合わせると理想的です。アルコールとタバコは禁止です。

④置き換え期

吸収力が高い期間ですので、食べるものの内容に気をつけ、有害ミネラルや添加物などを摂らないようにしましょう。食事内容によってはファスティング前の状態より悪くなります。またこの時期に甘いものを摂るとリバウンドにつながります。普段の食事を「玄米菜食」の和食を中心とした食生活に置き換えます。この時期は長く続ければ長いほど良いでしょう。

130頁の表は、あくまでもモデルプランです。1DAY用につくりましたが、3DAYS（3日間）ファスティングなら準備期3日間、断食3日間、復食期3日間のように前後の日数も3日間とるようにします。断食期間は、ファスティングサポートアイテムの代わりに麦みそ汁でもOKです。飲む時間に特に定めはありませんが、ファスティング時と復食期の吸収率の上がる日に摂取するようにします。自然塩は一摘み程度を摂ります。水に溶かして塩水でも良いでしょう。

ファスティング中は体が冷えやすいので、温かい飲み物を利用して上手に乗り切りましょう。

サポートアイテム、塩、水の選び方

1DAYファスティングは、飲まず食わずの絶食とは違い、必要最低限のエネルギーをサポートサプリなどで摂取します。

サポートアイテムはいろいろありますが、酵素ドリンクと呼ばれるものや甘酒を使用すると、カロリーが多少あるので楽にファスティングができるかと思います。

また、腸内環境の早期改善を狙い、体調のすぐれない方には乳酸菌をサポートサプリにすることもオススメです。痩身ではなく体質改善を目指す方はトライしてください。スムージーや最近話題の低速ジューサーでつくるコールドプレスジュースなどもありますが、使う素材として、完全無農薬のものをつくったり、購入することが難しいことと、外出時の持ち歩きにも適さないことなどから、はじめての方には酵素ドリンクがおすすめです。

1日分の必要エネルギーを取りやすく、筋肉が落ちにくいので動いても疲れにくくなります。血糖値も安定し、糖質や脂質の代謝を安定させます。飲用する「酵素」は消化され、アミノ酸となって吸収されるので、求められる酵素活性を100％期待できません。商品化のときに加熱処理されているので酵素は温度が50℃前後で働かなくなります。加熱処理において、熱に弱い発酵物が「乳酸菌死菌」となり、腸内善玉菌の餌となり、腸内環境を整える役割を果たします。

また、高品質の、安心して口に入れられる酵素ドリンクは概して高価です。しかし、ファスティング中の身体に大きなサポートをしてくれますし、高額な商品なので、「途中で挫折できない！」という気持ちが芽生え、本気で取り組む気持ちも生まれます。

【サポートアイテム（酵素ドリンク）の選び方】

・人工甘味料、香料、色素、保存料、防腐剤などの添加物不使用のもの
・「果糖ブドウ糖液糖」と表記が一番最初に記載されていないもの
・品名または名称の欄に「植物エキス醗酵飲料（清涼飲料水）」と記載されているもの

これらの3つは最低限確認したい条件ですが、白砂糖は使っているか、糖度はどれくらいか（多くても50度前後が好ましい）、残留農薬や放射能のエビデンスがあるかどうかも、問い合わせてみると良いでしょう。

甘酒の場合は、無添加で米と米麴だけでできたものをいただくようにします。玄米甘酒がより好ましいでしょう。

【塩の選び方】

・ミネラルを豊富に含む自然塩で天日干しの加熱していないもの（加熱するとミネラルが若干崩壊してしまうため）
・自然塩の見分け方は塩化ナトリウムが少ないほど良く、マグネシウムが多いほど自然

塩に近い

・岩塩は化石化しているので自然海塩よりミネラル分が少ないのが一般的ですが、ヒマラヤ岩塩はミネラルが豊富に含まれているのでよい

・原材料は海水または天日塩と記載されているもの

体調をみて慣れてきたら、塩と水のみのファスティングでも良いでしょう。

塩は人間の体にとってなくてはならない大切なものです。塩は細胞の新陳代謝を促し、また胃液の塩酸となって消化作用を助け、神経や筋肉の興奮を整える働きをします。「塩分控えめ」とよく聞きますが、これは化学精製塩（食塩）のことであり、健康のためには、塩の量を無理に減らす必要はなく、ミネラルバランスの優れた良質の塩を摂ることが必要です。ファスティング中は必要に応じた適量を摂取します。

【水の選び方】

・ミネラルウォーターまたは浄水器にかけて不純物を除去した水道水

・ミネラルウォーターは加熱殺菌されていない飲みやすい軟水を選ぶ

・冷たい水は胃腸に負担をかけるので、常温のもの選ぶ

水は人間にとって生命維持に欠かすことのできない物質です。身体をつくるものは食べ物ですが、水がキレイでなければ体質は良くなりません。大人の体重の60~70%、乳幼児は70~80%が水なのです。ですから生命力あふれる良質な水を料理を含め体に摂り入れましょう。

大人の1日の水分摂取量は、飲料1ℓ、食べ物1ℓ、代謝0・5ℓ（タンパク質や炭水化物、脂肪を燃焼させることによってつくられる水）。そして排出量は呼気0・5ℓ、汗0・5ℓ、尿や便1・5ℓです。1日の飲水は1ℓが最低必要な量になりますが、健康で長寿を望む場合は理想的摂取量は2ℓと言われております。（暑い日や運動した日はそれ以上）ファスティング中は食事を摂りませんので、サポートサプリも含めて、最低でも1・5ℓ程度の水分を摂ってください。空腹に我慢ができなくなったら無添加の炭酸水でもOKです。お腹が膨れて空腹を乗り切りやすくなります。

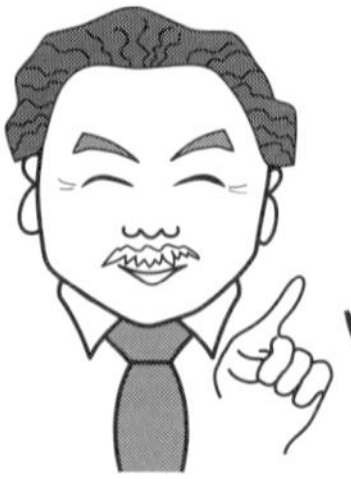

FASTING WORLD GOOD NEWS vol.8

文◎医療・環境ジャーナリスト　船瀬俊介

摂取カロリーを抑えれば
老化を抑えることができる！②

ドナルド・イングラム博士（米国ボルチモア国立老化研究所）

年老いたネズミの脳内ドーパミン受容体（パーキンソン病の発生と深く関係）の量を測定し、その後、摂取カロリーを40％に抑えたところ、老化すると減っていくはずのドーパミン受容体の量が、逆に増え、学習記憶能力が高まり、普通食のネズミに比べて、寿命が40％延びたとの実験結果を発表している。

さらに、若いマウスと老齢のマウスを低カロリー食で飼育した後、肝臓の細胞にあらわれる遺伝子の変化を調べた。その結果、遺伝子の変化により、老齢マウスは老化の進行が抑えられ、寿命も延びた。若いマウスはさらに長命だったということを実験で証明した。

ドナルド・イングラム博士らは、
「人間の高齢者にもすぐ適用できるだろう」
と述べている。

第5章

ファスティングを
成功させるコツ

ファスティング期間中を快適に過ごす方法

ファスティングをすることで、これまで食事に費やしていた時間が大幅に余ることになります。ファスティング中を楽しく快適に過ごすためにも、これらの余剰タイムを上手に使うことが成功の鍵となります。参考までに、ファスティング期間中を気持ちよく過ごすために、そして、さらにファスティングの効果をアップさせるためのオススメの行動を記しておきます。

日本人は基本的に早食いなのですが、ゆっくりと食事をしたとして簡単に計算すると

朝食15分、昼食45分（外食）、夕食1時間とします。

これだけで2時間生まれます。そして自炊している人だったら調理時間と後片付けの時間も含まれますので、もっと余剰時間が生まれます。なにを食べようかと考える時間も要らなくなりますので、これらの時間を他のことに充てると、人生をもっともっと有意義に

ファスティング期間中の楽しい過ごし方を見つけよう！

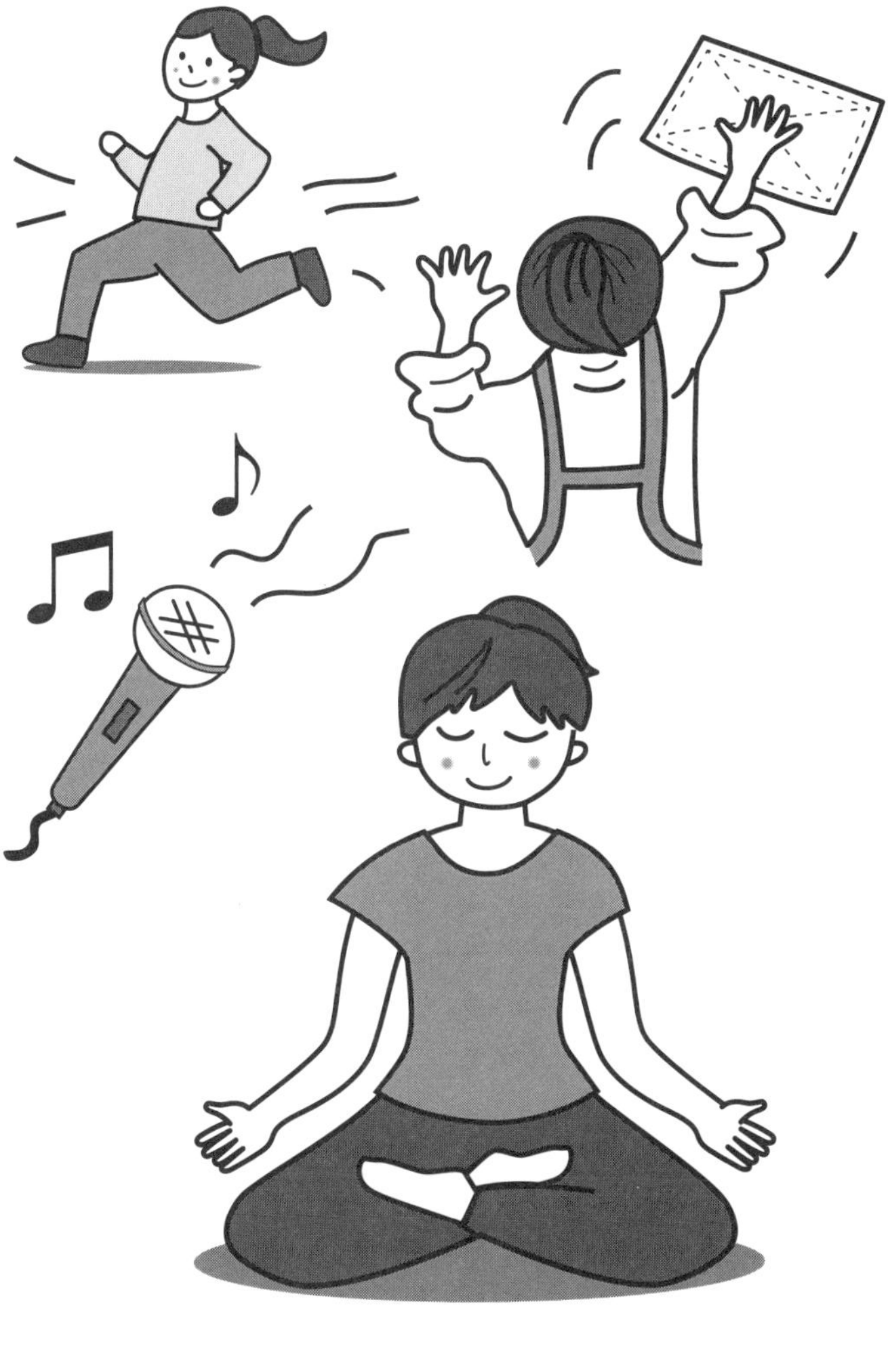

過ごせるチャンスになります！　空腹をしのぐためにも、ご自分の好きなこと、リラックスできること、没頭できることを見つけて、この時間を有効に使っていきましょう。人生を得した気分になれますし、実際に時間は有限なのですから、貴重な時間をどう使うかもファスティングの成功、そして、あなたの先々の人生の成功にも関わってくるのです。

では、この余剰タイムをファスティングの先輩方はどのように費やしているのかをお伝えするために、私のクライアントさんたちがどのように空腹と上手く付き合っているのかご紹介します。

★仕事をする

私の場合は、あえて仕事を詰め込みます。講座のテキストや資料をつくったりとパソコン仕事も多いのでたったひとりの戦いに集中力という大きな助っ人ができて仕事がスピードアップし、かなりはかどります。お腹がいっぱいになると眠くなりますが、空腹時は頭が冴えてきますので、集中力はもちろん、デスクワークでない方でも機転が利いたり、フットワークも軽くなりますので、いわゆる「仕事がデキル人」になるわけです。

★断捨離をする

主婦の方に多いのが、ファスティングに合わせてお家の断捨離をする人です。ご自分の身体も内臓をお休みさせて大デトックスをしている最中ですので、折角だからお家の中もキレイにデトックスしちゃおう！という発想です。まずは引き出し1個の中身をひっくり返して不要な物を捨ててしまうところからでも良いでしょう。家の中の様子が脳内の様子とも言われますので、この機会に集中して整理整頓すると頭の中もすっきりするかもしれません。

★なにかをピカピカに磨く

これはなにかを無心にピカピカに磨くということに集中する方法です。男性の場合、洗車をする方が多く、女性だとトイレ掃除や家中の掃除に没頭するという方もいます。「磨く」という行為は、自分の魂を磨くことにもつながります。また、一生懸命やることで時間も使いますし、自分の大切なものがピカピカになると気持ちが良いですよね。キッチンやトイレなどの水まわりは、風水ではお金の巡り方とも関わりますので、常にキレイにしておきたいところでもあります。

★寝る

普段疲れている方は食べなくても済みますのでこの機会にとにかく寝ます。ファスティングをすると、いつも以上にだるくなったり、睡魔に襲われる方が多いのです。だからといって寝だめは案外できませんが、寝ている間に脳はいろいろなことを整理していきます。たとえば覚えたことやでき事の記憶や、感情も整理しますので、眠ることによってストレスが軽減されて物事を客観的に見ることができて、精神状態を中庸（ニュートラル）に戻すことができます。

★瞑想をする

ファスティング期間中は、五感や感性、直観力が通常よりかなり敏感になっており、研ぎ澄まされていますから、この機会に瞑想にトライしてみるのもよいでしょう。瞑想といってもなに時間も座って集中するのではなく、5分間でも10分間でもご自分の気持ちよいと思える時間、ただ目を閉じて、心を空っぽにしていくだけでも大きな効果が得られます。心と身体をリラックスさせ、静寂の時間に身を置くことで、なにかインスピレーションを得たり、ご自身の問題解決のヒントが降りてきたりするかもしれません。内なる声と対話したり、内観することで新しい気づきも生まれてきます。

★散歩をする

歩くことは足裏にある全身のつぼを刺激することにもなり、体全体の巡りがとても良くなります。ファスティングにより脳内がすっきりする上に、ゆっくり深い呼吸をしながらのウォーキングには心を無にする瞑想効果もあるので心や体が軽くなり、いろいろなアイデアが浮かんだり、新しいヒラメキがあるかもしれません。キレイな空気の場所を選んで歩きましょう。野原に咲く花の香は空腹を紛らわしてくれる効果もあります。海辺や川べりなど、水に近い場所もヒーリング効果が高いのでオススメです！

★ウォーキングやヨガ

これは前出の散歩とつながる部分ですが、ファスティング中は基本的に激しい運動はしないほうが良いとされていますので、ヨガやピラティス、ウォーキング程度が好ましいのです。しかし、仕事を休まないほうがファスティングはやりやすいという方も多いので、仕事中に移動のある方はできるだけ歩きましょう。エスカレーターではなく階段、タクシーではなく電車、ひと駅くらいなら徒歩、という様にできるだけ人力で行動することにより、脳も活性し、お金の節約にもなります。

★外出をして好きなことをする

ひとりで好きな映画を鑑賞したり、水族館、図書館、美術館などを巡り感性磨きをしたり、ショッピングを楽しんだりして、好きなことをあれこれして過ごすのも心のリセットタイムに役立ちます。とは言え、ショッピングや映画館がある場所は食事をするお店も多く、食べ物の匂いが常にしていますので、誘惑が多いこともご留意ください。あまりの飲食店の多さに気づき、驚くことでしょう。

★パワースポットや神社巡りをする

これは私が特に好きなことですが、ファスティングをすると体の「氣」の巡りが良くなります。気の良い場所＝パワースポットに行くと、その恩恵を受けやすくなると言われています。またクリアーな身体で神社に行くと神様とつながりやすくなることもあるようです。実際に断食中にお参りに行くと、良いイメージが広がり、感覚が研ぎ澄まされます。

神社をはじめとしていろいろなパワースポットが各地に所在しているので訪れてみると良いでしょう。東京では皇居の周りの神社の〝新東京五社巡り〟などもなかなか良いものです。

★湯治をする

ファスティングには体の中の不要なものを出すということもひとつの目的になります。湯治と一括りにしてみましたが、温泉、岩盤浴、サウナなども含めています。ゆったり呼吸をしながら体を温めることで、毛穴から皮脂と一緒に老廃物が排出されます。また、ヒートショックプロテインと言って身体を温めることで、細胞を修復してくれるタンパク質が生まれるので、まさに一石二鳥です！　長湯などの無理をしなければ、心も身体もリラックス&リフレッシュできて、ファスティングの効果を後押ししてくれる過ごし方だと思います。

★読書や勉強をする

ファスティング中は五感が明瞭化され、頭がスッキリして集中力がアップします。これを利用して途中でやめてしまっている勉強をしてみたり、読書に時間を費やしてみると空腹であることを忘れてしまうかもしれません。続き物の漫画を読むことでもジグソーパズルでもいいでしょう。なにかに没頭しているとき、人は寝食を忘れてしまいます。

★海を見に行ってみる

海に行くことで心のリセットができるので、海の効果を調べてみました。実際に広い海を見て、波の音を聞くと心の鎮静効果があり、心身が癒されます。塩水には保湿効果もありますし、なにより心身やオーラの浄化もできると言われています。また、海水浴をすると、海水が免疫システムやホルモン分泌の刺激になるので、免疫力や性欲がアップするそうです。海水浴の季節でないときは、ファスティングの浄化力を強めるために、足だけ海水に浸すのも良いでしょう。

★山に行ってみる

山に行くとなぜか心が解放され、癒されます。山には、肉体疲労の癒やしをもたらす効果があるのです。ファスティング中は元々体力があまりありませんし、山登りまでは厳しいという方は、山や森の散策というゆるい感じが良いでしょう。神社巡りも木々に囲まれるので同様ですが、緑には自律神経を刺激して五感が活性化し、脳の働きも良くなりますので断食と相乗効果が生まれ、良い影響を及ぼしてくれます。自然の声に耳を傾けることで、空腹も忘れてしまうでしょう。

★エステやマッサージに行く

エステやマッサージに行かれるのもおすすめです。ほとんどの方がもっと美しくなりたい、もっと健康になりたいという思いでファスティングをはじめられますので、さらに美やアンチエイジングのプロフェッショナルたちの手のよって施術を受ければ、デトックス効果も促進され、ファスティング効果がパワーアップするでしょう。個人的にオススメなのは「リンパドレナージュ」（リンパマッサージ）。脇の下や鼠径部《そけいぶ》などに代表されるリンパ腺は身体の下水道のような重要な場所ですが、直接触るか、動かさないとスッキリと流れてくれません。ですからこの機会に時間を掛けてしっかり老廃物を流して、断食＋マッサージでキレイな身体に導いていただきましょう。

★絵を描く、楽器を弾く

五感が研ぎ済まされている状態ですので、秘めていた芸術性が開花したり、才能をさらに飛躍させられるチャンスです。ご自分の感性が想像以上にパワーアップしているので、普段、絵心がない方でも、楽器なんていじったことがないという方でも、どうぞこの時期に遊び心でチャレンジしてみてください。真っ白な画用紙やキャンバスに好きな絵の具で色彩をつけていく作業だけでもかなりの癒し効果があり、アーティスティックな感性に火をつけてくれるかもしれません。楽器も同様で、ピアノやバイオリンといった本格的なものでなくても、打楽器や民族楽器などのように気軽に遊べるものを選んでもよいでしょう。または、クリスタルボウルやシンギングリンのような癒しの音色を奏でる道具を使うのも楽しいですよ。音や色彩のエネルギーとパワーがあなたを包み込み、眠っていた才能が呼び起こされるかもしれません！

ここにあげたのは一例に過ぎません。他にももっと自分にあった方法を見つけられたらより充実したファスティングタイムになります。

失敗したっていいんです。挫折したっていいです。

自分で決めて自分で実行して1食でも〝食べない選択をすること〟が、大きな、大きな「はじめの一歩」になるのですから。構える必要もないし、いつスタートでも良いのでまずはやってみましょう！

人生、すべて、行動あるのみです！

ファスティング成功のためのコツ

ファスティングにおける成功とは、ファスティング期間だけではなく、その後の生活において、ファスティング期間に得た体感や感覚を持続させること、そして、無意識に繰り返してきた過食や飽食という食生活を質の良い小食に切り替え、それを維持することです。

まずファスティング期間をスムーズに乗り切るためには、お腹が空いた感覚をどのようにしのぐか、ということも重要なポイントになります。

それ以外にも、不規則な生活や暴飲暴食、ストレスなどにより自律神経が乱れ満腹中枢が狂い、お腹がいっぱいになるサインがわからなくなっている方が多くいらっしゃいますので、自律神経の乱れを整えたり食欲を抑える方法をいくつかご紹介します。

①白湯《さゆ》を飲む

これは白湯にかぎらず、温かい飲み物を飲むことによって胃に満腹感を与えます。胃の裏に太陽神経叢という自律神経が集まった部分があり、胃、腸、肝臓、腎臓、膵臓、胆嚢、子宮、膀胱などの働きを統制しています。したがって胃腸を温めることで全身に血流が巡り、体の調子がよくなることもメリットのひとつです。

②耳つぼを使う

東洋の神秘である「つぼ」。つぼとは、経絡と言われる気の通る道上にある体のスイッチ（経穴）です。全身には365個のつぼがあると言われています。耳は胎児が逆さまになったような形をしており、体全身のつぼが投影されているので同様に365個のつぼがあります。これらのつぼは簡単に指を使って刺激することができます。

自律神経に働きかけるつぼは「神門《しんもん》」と言います。ここを人差し指を中に入れてつまんで上の方に数回引っ張ります。食欲をコントロールするつぼは「渇点《かってん》」と「飢点《きてん》」です。ここは耳の形が突起している部分ですので親指と人差し指を使って強めにつねるように刺

自分でできる！ 耳つぼの施術方法

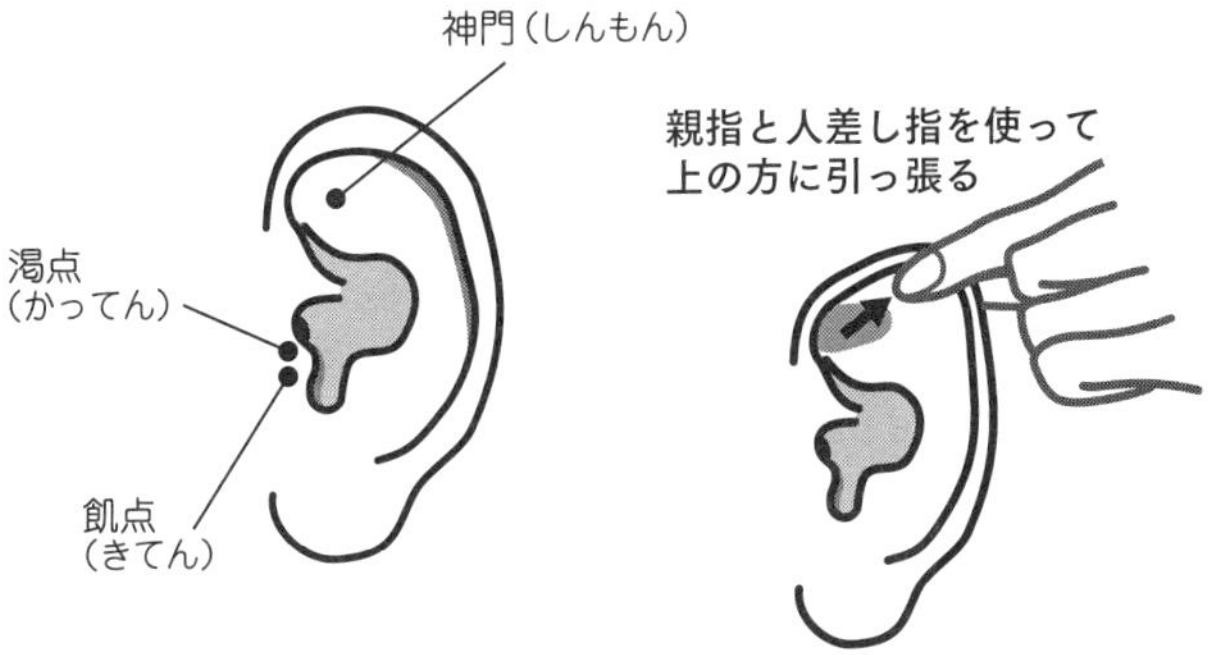

激します。優しく触れると余計にお腹が空くので要注意！

③顔と手のつぼを使う

つぼは全身にありますが、耳や顔など首から上の部分は自分自身で刺激しやすいということと、特に脳に近いので早く反応があると言われています。また、体のつぼより位置が分かりやすいという特徴もあります。

まず、手のつぼで自律神経に働きかけるのが、指と指の間です。この食欲のコントロールは人差し指の下の方の生命線に沿ったラインを耳つぼのときと同様に強くつね

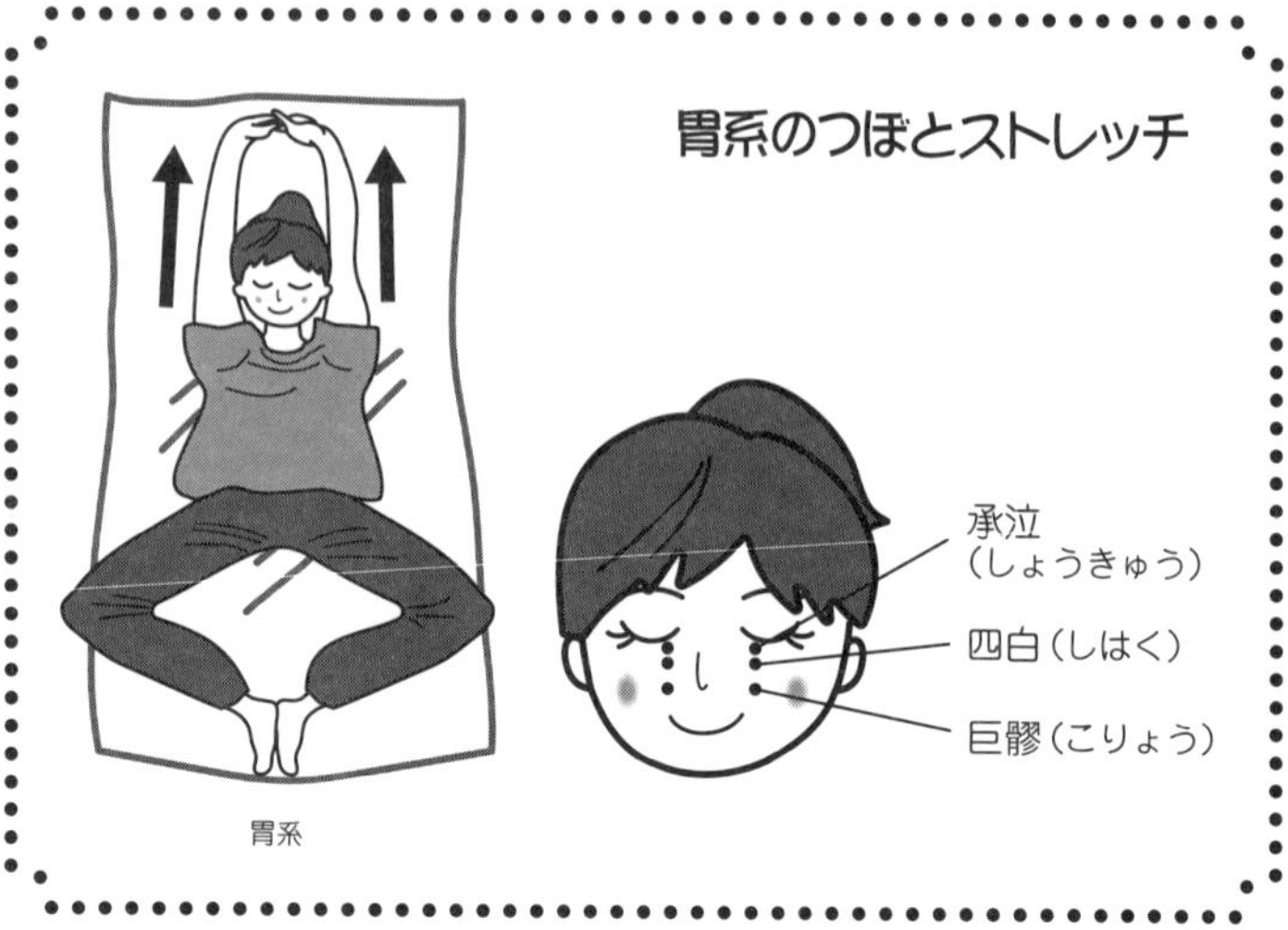

るように刺激します。こちらも弱い刺激だと食欲が増進されますので要注意です！

顔つぼは指の先端や、関節を使って刺激します。顔の場合は主に胃や小腸、大腸につながるつぼを刺激することによってファスティング中に胃腸の調子を整えることができます。

④経絡ストレッチ

体の経絡をストレッチによって伸ばしてあげることで、消化器系を刺激し、調子を整えてくれます。簡単なストレッチをご紹介しておきますので、是非チャレンジしてみてください。

小腸のつぼとストレッチ

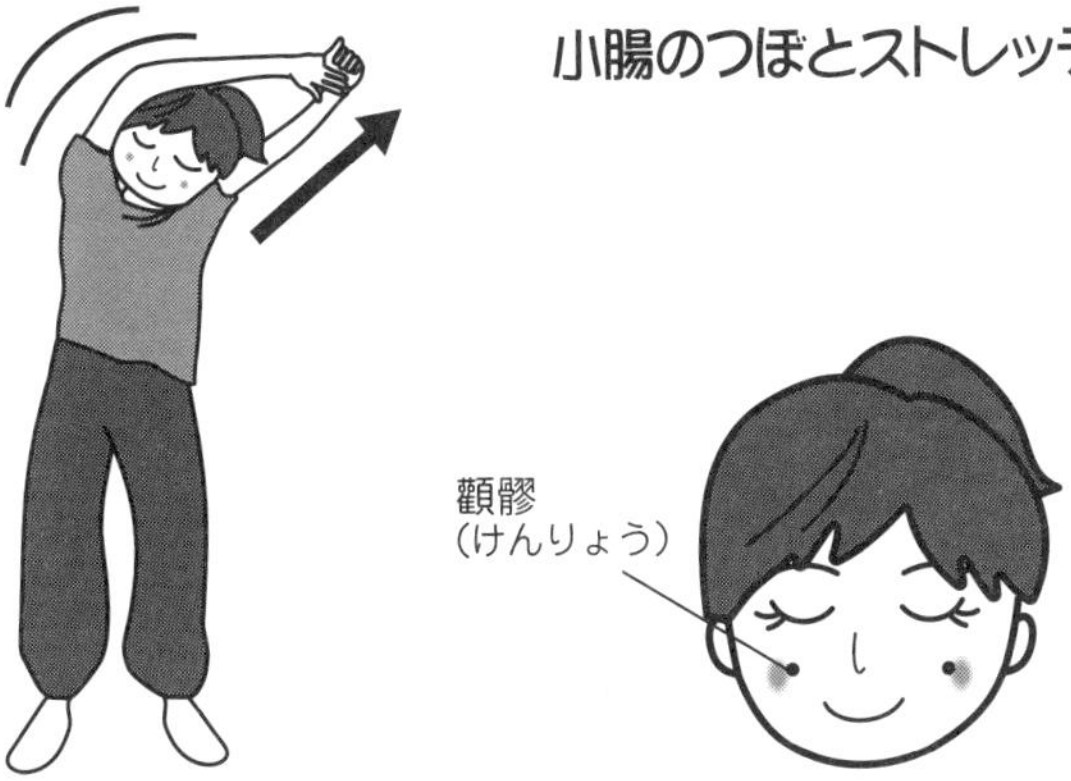

小腸系

◆胃系（胃のつぼ　「承泣《しょうりゅう》」「四白《しはく》」「巨髎《こりょう》」）

①仰向けになり、足の裏と裏を合わせ、股関節を開いたら、頭の上で手を組み、手のひらを裏返して息を吐きながら伸ばす。

②次に仰向けのまま、両足の膝と膝をつけて、できるだけ床の近くまで下ろす。再び頭の上で手のひらを返し、息を吐きながら伸ばす。

◆小腸系（小腸のつぼ　「顴髎《けんりょう》」）

①立ったまま左手の小指の付け根を右手で掴み、頭の上を通って後頭部に引っ掛ける。

②息を吐きながら、そして、小指を引き

大腸のつぼとストレッチ

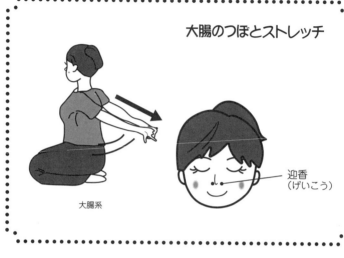

ながら、身体を右に倒します（反対の手も同様に行う）。

◆大腸系（大腸のつぼ「迎香《げいこう》」）

①座ったまま（できれば正座）、手を後ろに組み、手のひらを外側に向ける。

②息を吸いながら手を少し上げ、肩を上げ胸を開く。

③息を吐きながらストンと下におろす。

⑤丹田《たんでん》呼吸法

ファスティング中にかぎらず、自律神経を整えられる深い腹式呼吸法をさらに発展させた「丹田《たんでん》呼吸法」をやってみましょう。

丹田呼吸法

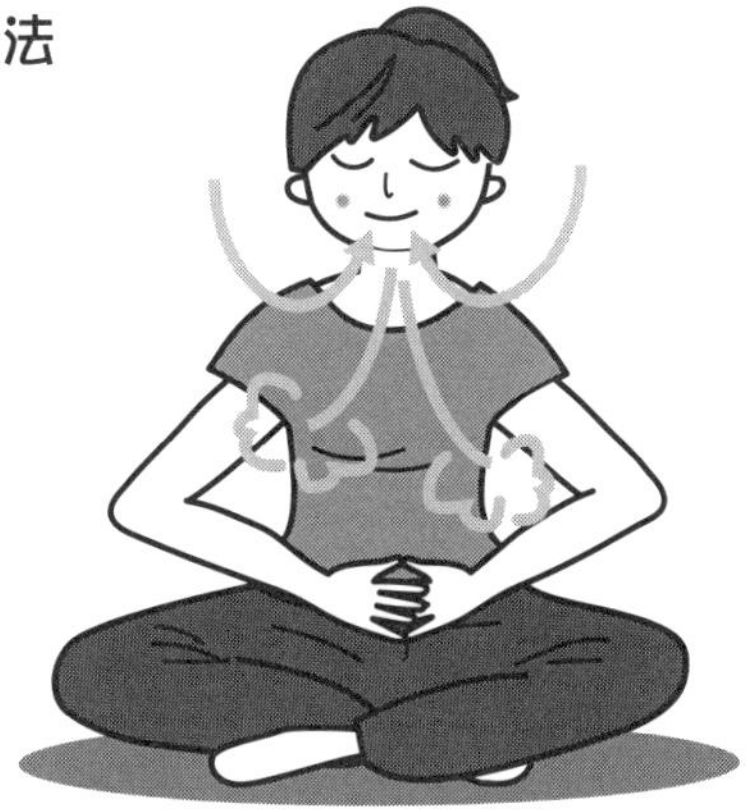

ファスティング中でなくても、痩せにくい体質の方や冷え性、イライラしがちな方、やる気がでない方などにはおすすめの方法です。気軽に試していただけるので、ご家族全員で行ってみましょう。

①座った状態で背筋を伸ばしてリラックスして、おへその下約5㎝のところにある「丹田」の上に重ねた両手を当てて、意識します。
②目を軽く閉じ、鼻から10秒くらいで息を吸う。
③口から息をゆっくり吐きながら吐ききる直前に肛門の筋肉を締める。
④これを10回繰り返す。

「らくわく！ 1DAYファスティング体操」で新陳代謝を超活性化！

もうひとつご紹介しておきたいのは、「1DAYファスティング体操」です。このエクササイズは、私共の仲間であるアンチエイジングトレーナーの白鳥先生が考案したもので、ファスティング効果を倍増させてくれるだけでなく、体調不良の方にもおすすめします。さらに、体重がオーバーしている方は体重が減っていき、痩せている方は逆に必要な筋肉がきちんとついていくという、すべての方が理想的なボディに近づいていける魔法のようなエクササイズなのです。特に、「1DAYファスティング」の期間中の方は、積極的に取り組んでください。

「1DAYファスティング体操」は、健康を源となる新陳代謝を活性化させてくれる数種類のエクササイズを組み合わせたものです。具体的には、普段使っていない「筋肉」を動かすことで、身体中に網羅された毛細血管を絞るようにして、ファスティング中の汚れた血液を静脈に押し出します。

そして、汚れた血液は、素早く肝臓、腎臓を経て、毒は濾過《ろか》されて体外に排泄され、血液は浄化されます。

しかし、肝臓、腎臓で解毒しきれなかった「毒」は、脂肪や細胞内に溜めこまれます。ファスティングで押し出された「毒」は、血液中に混ざり込みます。それを排毒するのが、自然治癒力の源、「新陳代謝」です。

この新陳代謝を活性させるのが、5種類からなる「1DAYファスティング体操」です。どなたでも気軽にできるエクササイズばかりですので、ぜひ毎日の生活に取り入れていただきたいと思います。

1 DAYバトンバランス

※ バトン乗せ、
片足バランス立ち

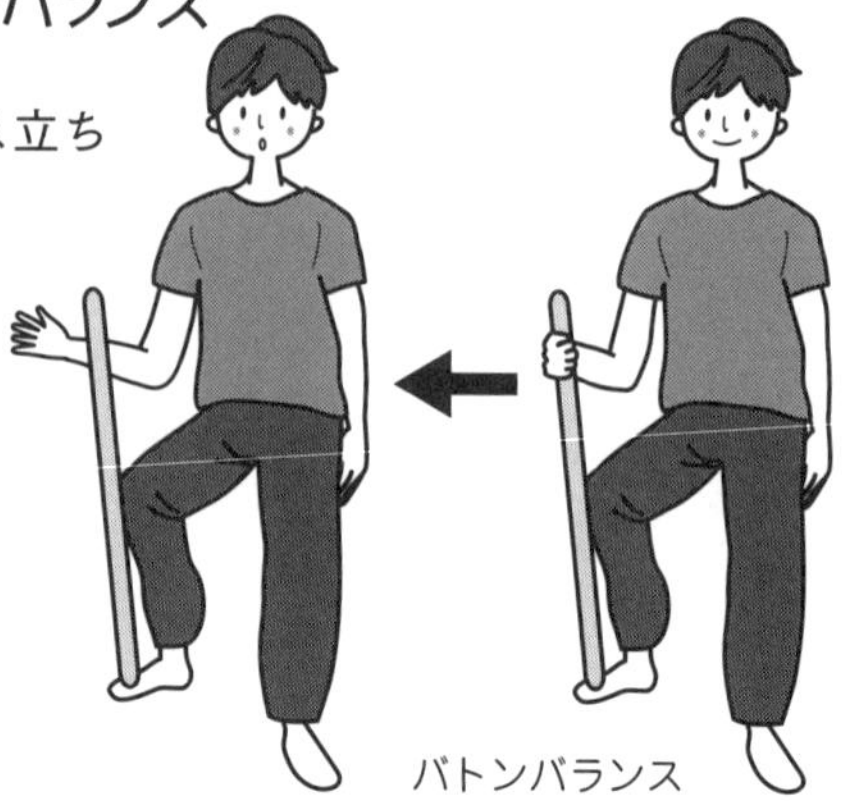

バトンバランス

【方法】

①新聞紙（なければカレンダーやポスターのような大き目の紙）を広げ、長手方向（筒にした時に長くなる方向）に丸めて、テープで3箇所（上下、真ん中）止める。

②片足立ちになり、もう片方の足の甲に、筒を載せ、倒れないように10秒間バランスをとる。

③毎日実行して、10秒間落ちないように鍛錬する。

【一般的な効果】

・バランス力強化

・足首・膝関節・腰骨強化

足首、膝が強化されることで、躓《つまづ》き後の転倒を防ぐことができます。

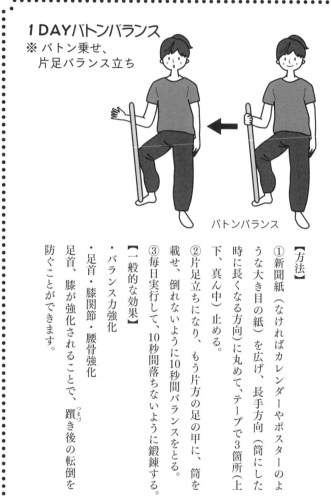

1 DAYターン
※片足1回転ターン

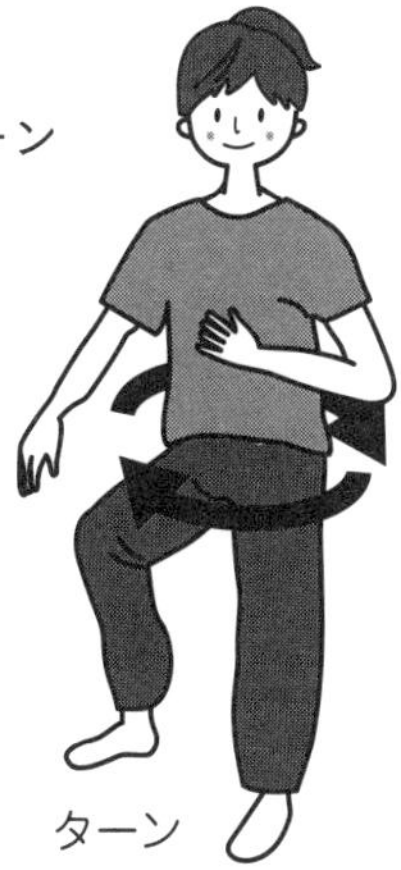

【方法】
①片足立ちになってからの1回転ターン。
②左回り、右回りをする。

【一般的な効果】
・バランス力強化
・立ちくらみ防止効果
・体感が鍛わる
足先を不意に柱の角にぶつけたりすることがなくなります。

1DAYレッグアップ
※片足立ちストレッチ

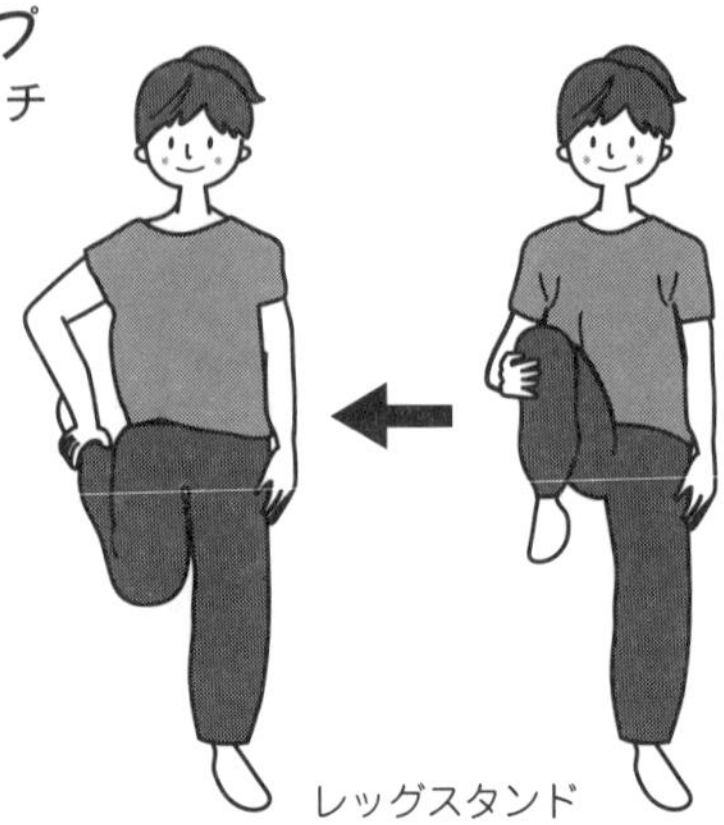

レッグスタンド

【方法】

①片足立ちになり、もう片足の膝を抱えて、上一杯に引き上げ、外側に開く。

②次に膝を抱えた手を足先に持ち替えて、後ろに足を引き上げる。

【一般的な効果】

・バランス力強化

・股関節強化

その他、心臓より下の部分、特に足全体の血液を早く心臓に戻す力がつきます。それにより、うっ血や静脈瘤《じょうみゃくりゅう》を防ぎます。

1DAYブラインドウォーク
※盲目歩行

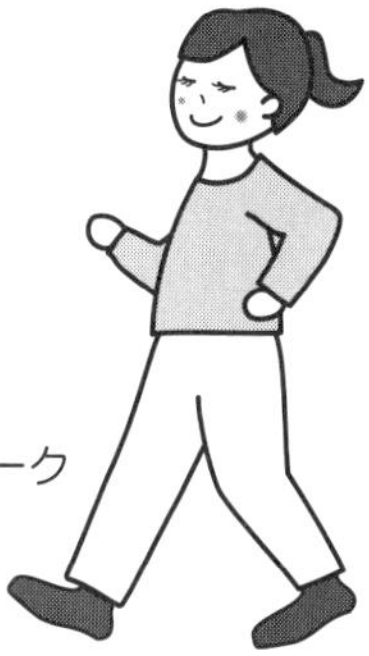

【方法】
目をつぶり、できる限り真っすぐに歩く。
まずは、3歩で始め、徐々に歩数を増やしてください。

【一般的な効果】
・バランス力強化
・認知症・脳の老化の防止効果
・感性力アップ
目が見えない恐怖感により、脳の思考能力、想像力が発揮され、脳内回路がスムーズに働くようになります。結果として、脳が老化したり、認知症などの防止効果が発揮されます。

1DAY階段昇降

※ベタ足、つま先を使った階段上がり

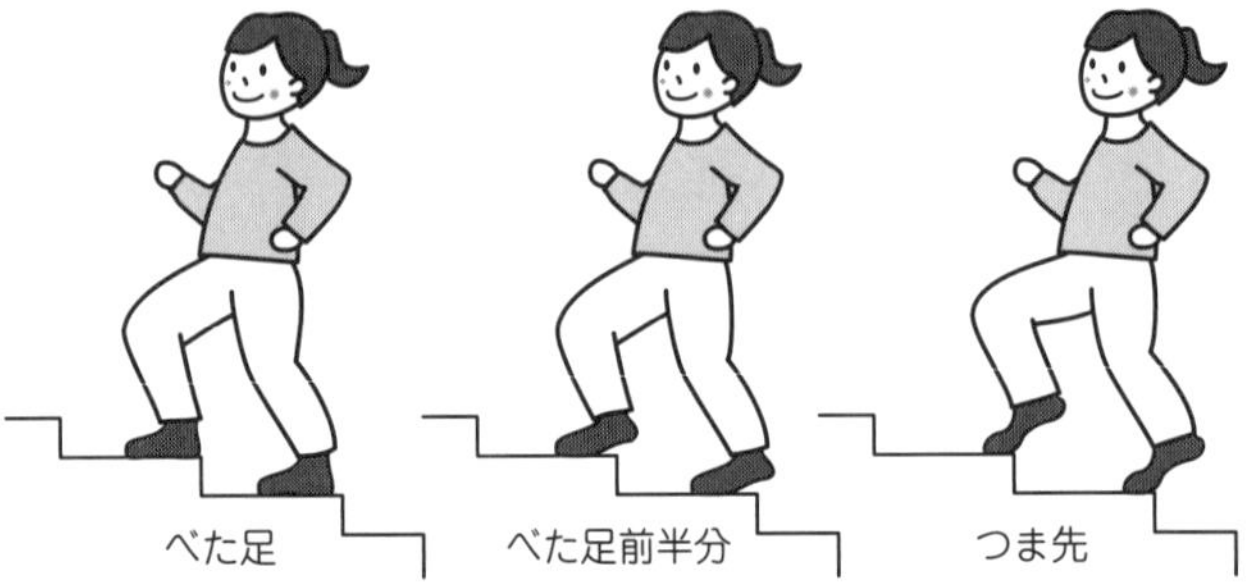

【方法】

ご自分が階段を昇り降りしているときの足裏をまず確認してください。あなたは、階段を昇降するときに足裏はどのようにしていますか。

①ベタ足で、足裏の前半分を階段面に押し当てている。

②ベタ足で、足裏全面を階段面に押し当てている。

③つま先を階段面に当てて上がる。

①〜③のどれでも、自分の普段の昇り方以外を選択してください。

【一般的な効果】

・バランス力強化・足腰強化・足首の順能性向上

普段、階段を使わずにエスカレーターやエレベーターを使用している方は、ぜひとも階段を使うように意識しましょう。階段を積極的に使うこと、それも自分が普段使っていない足裏の部分を使って昇降することで、足腰強化につながっていきます。

ファスティング成功のための6カ条

ファスティングを成功させるためにいろいろなお話しをしてきましたが、いかがでしょうか? ファスティング体験者の方々は一同に、「はじめる前は不安や恐怖心があったけれど、やってみたら、思ったほどに苦しくなく、むしろ楽しいものだった!」、「自分の身体から不要な毒素がすべて出ていく感じがして、気持ちよくなってきた」、「自分の食生活がいかに乱れていたかようやく理解できた。将来病気にならない身体をつくるための素晴らしいきっかけをもらえた」など、皆さんそれぞれがなにかの大きなきっかけや気づきを得ているようです。

ファスティングは決して難しいものでも、苦しいものでもありません。人間が本来持っている潜在的能力や免疫力を120%引き出すための古来からの智慧の結集です。

ですので、安心して、そして、「達成できる!」ということを信じてチャレンジしてほしいと思います。

ファスティング成功のための重要なポイントを6カ条にまとめましたので、これだけ頭に入れておいてくだされば、どなたも必ず成功します!

【ファスティング成功のための6カ条】

①バランスの良い菜食

②日常に適度な運動を取り入れる

③食事はよく噛み腹八分目

④身体は温め、冷やさない

⑤快適で穏やかな睡眠をとる

⑥ファスティングが成功したときのポジティブなイメージを持つ

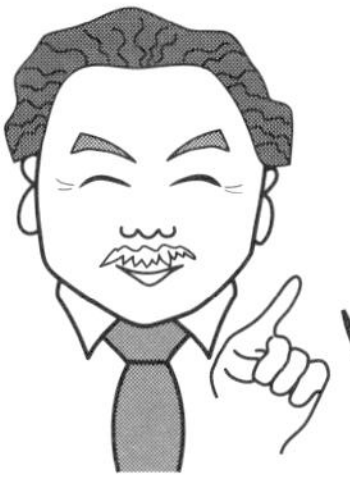

FASTING WORLD GOOD NEWS vol.9

文◎医療・環境ジャーナリスト　船瀬俊介

小食マウスは飽食マウスに比べ、ガンへの抵抗力が大幅アップ！

中野長久教授（大阪府立大学農学部）

日本でも1998年に、大阪府立大の中野教授らが、マウスの実験で「小食」がガンを抑制することを証明している。

同教授らは、150匹のマウスを50匹ずつ、3つのグループに分けて飼育した。

(1) 食事制限なし
(2) 食事を80％程度食べるように制限する
(3) 食事を60％程度食べるように制限する

5週目にすべてのマウスの腹部にガン細胞を注入して、毎週、ガンの進行状態を調べた。

その結果、(1) (2) のグループはガン細胞注入後2～3週間で、腹部に平均11gの腫瘍ができ、4週目にはほとんどのマウスが死亡した。

(3) の「腹六分」のマウスは、腫瘍の大きさは平均7g（(1)(2) のグループの腫瘍の3分の2程度）と小さく、しかもほとんどのマウスが7週目まで生存した。

また (3) のマウスは (1) の飽食マウスに比べて、免疫力に重要な役割を持つインターフェロンの量が2倍もあり、免疫細胞のT細胞の量も約2倍あったという。

第6章

健康と美をキープする食の選び方

ファスティング後も食生活に気を抜かない！

せっかくファスティングをして身体の中からクリアーになったのですから、その後の食生活が大切です。日本は現在食べ物が溢れ返っている状態ですので、バランスの取れた食事を続けることは意外に難しいのです。食改善はどの生活習慣よりも正すことが難しいと言われています。

「〜しなければいけない」というイメージで、自分を縛りつけてしまうと、返ってストレスになってしまいます。ストレスはファスティングやダイエットの大敵です！

1日でも食べずに過ごせたという自信を持って、なに度も1DAYファスティングをやってみる。そして3DAYSファスティングに取り組めるようになるのが理想です。

食事は1日1食が理想

「1DAYファスティング」の最大の目的は、食べ過ぎたことに気づき、腹八分目にすること、そして、1日2食になり、そして1食に…、というように食事の量を減らすことです。

現代人は食べ過ぎと言われています。お腹が空いていないのに時間が来ると食事を摂らなければと思い食事をする、そして、最後にデザートがないと物足りなく感じる、もう満腹なのに目の前にあるとついつい手が出てしまう、など、その食事の量や摂取カロリーは必要以上になってしまっています。そして、胃腸が働きっぱなしのため、身体の不調の原因は食べ過ぎが大きく関係しています。1食やめるだけでも内臓が休まるため、胃腸に血液が過剰にまわらなくて済み、消化酵素も無駄遣いしませんのでその分脳や体の修復のためにエネルギーを費やすことができ、免疫力も高まります。

理想は、食事を1日1食にすることですが、どのようなメリットがあるのでしょう？ざっと挙げただけでも、1日1食には、16ものメリットがあります！

【1日1食のメリット】

①持病が消える
②病気にかかりにくい
③体が軽くなる

④疲れにくくなる
⑤睡眠が短くなる
⑥肌が若返る
⑦頭が冴える
⑧仕事がはかどる
⑨生き方が前向き
⑩身体が引き締まる
⑪不妊症が治る
⑫寿命が延びる
⑬食費が3分の1
⑭買い物、料理が楽
⑮趣味を楽しめる
⑯感性が豊かになる

（出典　『若返ったぞ!・ファスティング』　船瀬俊介著より）

「噛む」ことは神の行為

1日1食になっても、それを暴飲暴食しては元も子もありません。1回の食事を腹八分目に抑えて食べ過ぎないことです。それにはよく噛むことがとても大切です。噛むということはその響きから「神の行為」と言われています。古代の文献で、上顎は火、下顎が水、合わせて火水（かみ、神）となり、よく噛むことは神む《か》といい、心身ともに健康になるという謂《いわ》れがあるのです。

実際、医学的に見ても、よく噛むことで、胃腸の負担も少なくなり、「これから食べ物が行きますので、消化の準備をお願いします！」というサインを体内に送ると同時に、脳の満腹中枢を刺激します。満腹中枢が反応するのは食べはじめてから20分位かかりますので、早食いすると信号が脳に届く前にどんどん食べ物を入れてしまうため、ついつい食べ過ぎてしまうのです。

ゆっくり食べることを心がけると、少食になり腹八分目で充分になります。

また、食材の持つ自然の味をしっかりと舌で堪能し、食べ物を頂けるありがたみを感じることで身体への栄養となってくれるのです。

玄米菜食のススメ

菜食にはいろいろなスタイルがあります。完全菜食のヴィーガンやローフード、マクロビオティックなどがよく知られていますが、スタイルにこだわる必要はなく、身体が欲するものや体調をみて自分で考えて楽しみながら食することが大切です。

病気の一番の原因は、食べ物の過剰摂取と体内毒素の溜め込みにあるので、腹八分目に食べることと、排出力の上がる玄米菜食が体質改善に良いでしょう。そして、極端な暴飲暴食、食事制限は控えるように心がけましょう。

世界一ヘルシーな和食の基本は「まごわやさしい」

1977年、アメリカで発表された食と健康に関する大々的な調査報告のマクガバンレポートで理想とされた食事は「元禄時代以前の日本食」と言っています。

「高カロリー食」、「高脂肪食品」、「乳製品」、「卵」などの動物性食品を減らして、できるだけ精製しない穀物や野菜、果物を多く摂取するように勧告しました。

身体に優しい和食の基本「まごわやさしい」

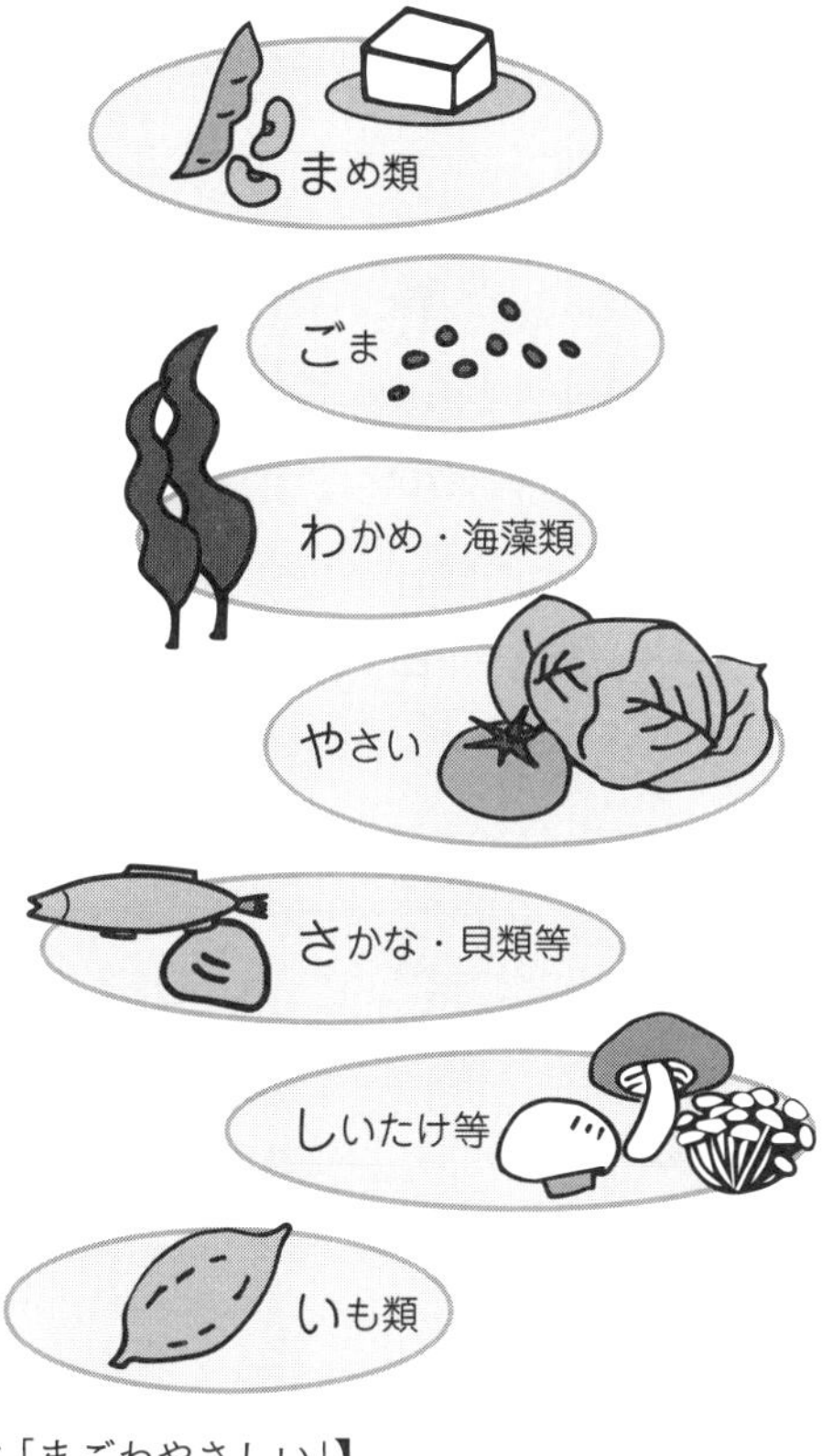

【和食の基本「まごわやさしい」】

○まめ…大豆 や 小豆 などの豆類や、納豆や豆腐などの大豆加工食品
○ごま…ごま や ピーナッツ などの種実類
○わかめ…わかめ、ひじき、のりなどの海藻類
○やさい…緑黄色野菜、淡色野菜
○さかな…あじ、いわしなどの魚類、貝類
○しいたけ…しいたけ、しめじ、えのきだけなどのきのこ類
○いも…さつまいも、さといも、こんにゃくなどの芋類

日本の伝統的な食事内容とは、具体的にいえば、「精米しない穀類」、「季節の野菜」、「海藻」、「小さな魚介類」になります。

それらの食材の頭文字をとった、和食の基本を「まごわやさしい」と覚えてください。健康的な身体づくりのためにも、毎日の食事でなるべく摂取するようにしましょう。

また、日本が誇るスーパーフードの発酵食品や食物繊維なども積極的に多く摂りたいものです。

赤、白、黄、緑、黒の「5色バランス食」

よく、健康のためにバランスよく食べましょうと言われますが、実際、毎日の食事になるとなかなか難しく、家事に追われる主婦の皆さんや自炊をされる方はスーパーで思わず悩んでしまいますよね。

そこで、簡単にバランスの取れた食事をとれる方法として、「5色バランス食」を取り入れることをオススメします。その名の通り、いたってシンプル、食卓に5つの色を並べていくだけの簡単な方法です。色を5つ並べるだけで、自然と緑黄色野菜や海藻類、きのこ

5色バランス食を心がけましょう!

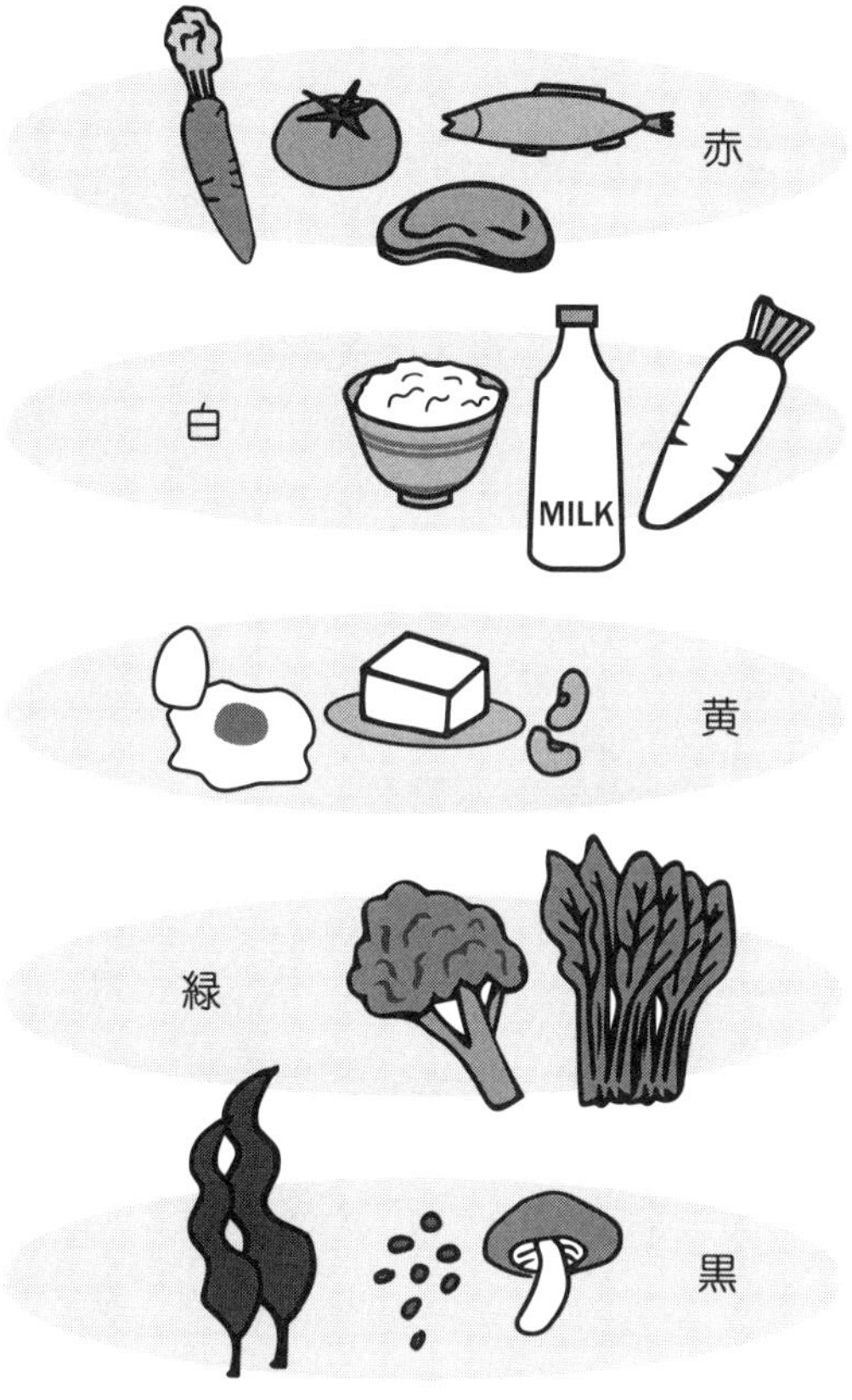

【5色バランス食】

○赤…肉類、青魚、トマト、人参、りんごなど
○白…大根、カブ、じゃがいも、主食、乳製品など
○黄…大豆製品、卵、トウモロコシ、カボチャ、みかん、レモンなど
○緑…葉物の野菜、ブロッコリー、キウイ、マスカットなど
○黒…きのこ類、海藻類、ナス、ぶどう、黒ゴマなど

類など食物繊維などもちょうどよいバランスで取れるのです。献立としては、やはり、油や乳製品などを使わない和食ベースで考えるとよいと思います。ちなみに、「調味料」、「飲み物」、「お菓子類」、「漂白・着色されたもの」は5色に含まないようにします。

こういった簡単なルールでお食事をつくると食材を選ぶことが楽になりますし、日々のルーティンな作業でも食材選びや料理をつくることがぐっと楽しくなってくるから不思議です。

また、お子さんがいる家庭は、食育の一環として食事をしながら色探しをしてみると、食べることや食べるものに関心が向いて、お食事が一層楽しくなり、情操教育にも役立ちます。

「一物全体《いちぶつぜんたい》」と「身土不二《しんどふじ》」の精神で食をいただく

食材を選ぶときは、できるだけ無農薬で遺伝子操作のない自然で新鮮な物であることが大切です。野菜は冷蔵庫の中でも命があり、大根の葉はその葉を伸ばし、イモ類は芽が出てきます。

食べることは、その植物や動物の生命エネルギーをいただくことです。ですので、生きた食べ物を中心に摂ることが大切だと考えます。ここでは2つの考え方をご提案します。

「一物全体《いちぶつぜんたい》」

自然界に生きるものはその身体全体でひとつのバランスを取っているので、ひとつのものを丸ごと食べるということです。根菜なら葉も皮もすべて、葉野菜なら芯も根もすべて、お米なら精米せず玄米で食べることがバランスの良い生命力に満ちた食べ物と言えるわけです。

私たちの身体は、食べたものでできています。バランスの取れた生きたエネルギーを丸ごともらうことで、バランスの取れた精神や肉体になっていくのです。

「身土不二《しんどふじ》」

人間が住む周辺には、人が病んだときに治す食物も材料も身近にあるということを昔の人は経験から知っていました。食べるということは、環境を取り入れるということにもなります。その土地にその季節にできる物を食べることで、心身も環境に調和が取れるということです。身（身体）と土（環境）はバラバラでなく、協調し、和合して、共に生きているのです。その人が生きている土地でその季節にできる野菜や旬の魚を身体に取り入れることが自然にもっとも即したことであり、大地と一緒に生きていることになります。

たとえば、真冬に日本にはない南国のフルーツを食べたり、その土地にできない物や海外から輸入されてきた作物を食べていると身体も調和できず、不健康になってしまいます。

最近の野菜は、50年前と比べると栄養価が下がったというデータもありますが、これはハウス物も含んだ平均値をあらわしているので、旬のものに関しては昔と栄養素はほとんど変化はないそうです。

玄米と野菜の安全な食べ方

【玄米】

玄米は、ビタミン、ミネラル、食物繊維、脂質、タンパク質を多く含んだ完全栄養食です。玄米に水を与えると芽が出てきます。逆に白米に水分を与えても芽は出ず腐敗します。玄米が生きた種であることがわかると思います。血液を濃く良質なものにし、体内の不要なものを排出する作用を持ち、収穫量も多く、保存性も高く大変優れた食べ物です。古くは江戸時代に「江戸患い《えどわずらい》」というものがありました。江戸に行くと具合の悪くなった方が急増したのです。これは雑穀や玄米を食べていた人々が精米技術の進んだ江戸で白米を食べることによって患った病、脚気《かっけ》のことです。脚気は、心不全と抹消神経をきたす疾患です。下肢のむくみ、下肢のしびれが起きて、心臓機能不全を引き起こします。

しかし、おそばを食べることで治る人が続出したため江戸ではそばが大流行しました。これが江戸そばの由来です。後々西洋的栄養学のおかげで、脚気がビタミンＢ１の不足で起こったことが分かりました。食べ物を精製して、不自然な形で摂ると不具合が起きるということが顕著に分かる歴史の一部です。

また、玄米の理想的な食べ方ですが、玄米は植物の種であることから芽を出すときに必要な栄養素を守ろうとする防御因子を備え持っています。虫や鳥などから食べられないようにする毒性のある成分もあり、これも消化を抑制してしまいます。炊く前に浸水をし、発芽させ酵素抑制物質を除去してから炊きましょう。炊く前に、一晩から二晩（8時間〜48時間）水に浸けます。8時間以上浸水すれば美味しく炊けますが、発芽玄米にする場合は、それ以上20時間から48時間浸水させます。あまり水につけっぱなしだと臭いが出やすく、芽が成長しすぎるので、水は6時間〜12時間おきに入れ替え、浸水時間は48時間を限度にした方が良いと思います。

時折、米の色が白濁し、ピョンと発芽しているか確認してください。浸水しすぎると発芽を通り越して芽が長く伸びてしまいます。

夏場で室温があまりに高い場合、水が劣化しやすく臭いがつくことがあります。水が臭くなる前に冷蔵庫に移してください。また、発酵することで酵素抑制物質が、かなり減少しますので、できれば炊き立てではなく、炊飯器の中で寝かせてからいただくと、消化も良くなり、栄養吸収も高くなります。理想的には3日経つと素晴らしい酵素玄米ができ上がります。これは豆類も同様で、発酵している納豆は腸内微生物にも良いのでオススメしたい食品のひとつです。

また、どうしても白米しか食べられないという方は、最近の白米は特に糖質が高いので、なるべく糖質の低いササニシキを選ぶと良いでしょう。

また、雑穀を混ぜて炊き上げてもおいしくいただけます。


【野菜】

野菜を安全に食べるには自然の形で栽培された農薬も肥料も使わない自然農法の物が理

想的です。「有機栽培の野菜ならば安全で安心」と信じ込んでいらっしゃる方もまだ多いのですが、本書ですでにお話ししたように、実は有機野菜も日本の有機JAS認定では31種類の農薬は許可されています。ですので、「有機栽培＝無農薬」ではないことをしっかり覚えておいてください。

そして、自分の身は自分で守るという意味でも、すべての野菜はよく洗い、しっかり農薬を落としてからいただきましょう。今、自然食品店や専門店、ドラッグストア、ネット通販などでも、農薬を落とすための野菜洗浄剤（自然由来のもの）を数多く販売しています。これらを使うとウィルス除去にもなりますので、利用されても良いかと思います。

農薬を落とす方法（100％ではございません）

野菜を買ってきたらすぐ水に左記のいずれかのものを溶かし、野菜を入れて5分以上漬けておくと農薬が浮いてきます。野菜が生き生きとして日持ちが良くなります。

・重曹　・塩水　・レモン水　・カルシウム粉

我が家ではホタテの貝殻の粉を使っています。農薬や防腐剤、ワックスなどを除去できるだけではなく、除菌にも使えて重宝しています。

毎日使う調味料こそ良質なものを！

「さぁ、食生活を改善しよう！」と思っても、食べ物すべてをすぐに変えられるものではありません。この章の最初にも申し上げましたが、食ほど誘惑が多く依存が激しく欲求の強いものはないと言っていいほど、長年の食習慣を改善することは困難をともないます。

そのようなことから、まずは調味料から変えてみるというのもひとつの提案です。毎日の食事に必ず使う調味料は、案外見落としがちな落とし穴ですので、これらを良質なものに変えるだけでも体調は改善していきます。ポイントとしては、精製されていないもの、そして、添加物がなく、原材料のみのシンプルなものを選ぶようにします。

【塩】

塩の選び方については第４章のファスティング中に使う塩について（１３５頁参照）詳しく記載しております。毎日使うものも同様にミネラルを豊富に含む自然塩がオススメです。加熱をしていない天日塩や天然塩を選ぶと良いでしょう。

【醤油《しょうゆ》】

通常の原材料は大豆、小麦、食塩です。これ以外の成分が含まれているものや遺伝子組み換えの大豆を使用したものは避けましょう。1年以上熟成させて2夏経過しているものが理想的です。できれば、杉桶でつくったものが良いでしょう。小麦がダメな方には、大豆と食塩のみでつくられたたまり醤油がオススメです。

【味噌】

味噌は大豆や米、麦などの穀物を蒸して塩と麹を混ぜて発酵させたものです。こちらも遺伝子組み換えでないものを選んでください。発酵させて2夏以上経過しているものが理想的です。3年味噌などと表記されています。また、原料表示欄に「酒精」や「アルコール」と書いてないものを選んでください。これらのものが入っている味噌は発酵が止められているからです。発酵食品が体内で効果を発揮するのは数日のみです。お味噌汁は飲む点滴と言われるほど身体に良い万能食です。味噌はなるべく毎日積極的に摂り入れると良いでしょう。

【みりん】

本みりんと表記のあるものを選んでください。みりん風調味料はＮＧ。原材料はもち米、米麹、米焼酎です。まろやかで深みのある甘さのものを選びましょう。

【酢】

基本は醸造酢を選びましょう。合成酢はＮＧ。長期熟成のものがよいでしょう。原材料は、穀物や米、りんご、ぶどうなどさまざまですがアルコールの加えられていない純米酢がオススメです。

【油】

動物性油は、飽和脂肪酸といって常温では固まり、加熱すると溶けるので体内に入ると動脈硬化などを起こしやすくなります。しかしながら、植物油もすべて安全とは言えません。植物の一部を抽出したものなので酸化が進んでしまうからです。

毎日使うものとして選ぶなら低温圧搾法（コールドプレス）のもので、加熱するなら酸化しにくい菜種油やグレープシードオイル、オリーブオイル、米油、ごま油がよいでしょう。

生食ならエゴマ油、シソ油、亜麻仁油、くるみ油、月見草油、ヘンプオイルなどが適しています。これらはオメガ3が多く、加熱すると変性してしまうので加熱用には使用しないようにしましょう。グリーンナッツオイルはオメガ3も豊富で加熱にも強いのですが、使いにくいのが難点です。生食用のオイルは酸化しやすいので、遮光ビンに入れて冷蔵庫で保管することをオススメします。

【甘味料】

第2章の砂糖の項目（85頁）でも書きましたが、甘い味がするものはすべて身体にとっては毒となるものです。ですが、すべてをNGにしてしまうと逆に心身にストレスをかけてしまいますので、時々嗜好品として楽しむという程度でしたら良いと思います。私がオススメするのは原材料がシンプルで低GI値であるみりんや甘酒、米飴です。

「発酵食品」は酵素の宝庫

日本の伝統食文化『発酵食品』は、酵素がふんだんに含まれており、健康に寄与してくれるスーパー食材なのです。植物性では、醤油、味噌、納豆、酢、漬物、キムチなどがあります。いずれも普段よく食べている身近な食材ばかりですよね。その発酵のカギを握っているのが微生物たちです。麹菌、酵母菌、納豆菌、乳酸菌などがその代表的なもので、微生物の働きによって美味しい味噌や納豆、漬物などができあがるのです。腸内細菌を整えてくれて、善玉菌を増やすなど、私たちの健康増進には欠かせないオールスターズなので、積極的に摂取していただきたいです。ただし、原材料などはしっかりチェックし、なるべく良質のナチュラルなものを選びましょう。

ちょっと待って！ その調理器具は危険です！

体のことを考えて食べるならば、食材の良し悪しだけでなく、調理器具にも目を向けて欲しいと思います。調理器具の中にはその成分が調理をしている食べ物に浸出してしまう危険性の高いものもあります。

ここでは危険な調理器具と、安全な調理器具について触れておきます。

【アルミニウム】

熱の伝導性が高いので調理器具としてよく用いられていますが、熱くなるとアルミニウムは食べ物に浸出します。酸性の食べ物の場合は、より危険性が増していきます。アルミニウムは脳に蓄積し、影響を与えることが分かっており、アルツハイマーや認知症などと深い関わりがあると言われています。

【テフロン】

テフロン加工のフライパンやお鍋は、焦げつかず、お手入れが簡単ですので愛用されている方も多いのではないでしょうか。しかし、表面からテフロンのコーティングが剥がれてしまうと、その成分が食べ物に混入したり、中に入っているアルミニウムのような有害金属が露出する可能性があります。また、熱を加えることでテフロンは空気中に有害な物質が発生します。

【ホーロー鍋】

中が鋳鉄《ちゅうてつ》であれば良いのですが、他の重金属であれば、がんやアルツハイマーなどの原因になるという説もあります。

【プラスチック】

電子レンジなどで熱を加えると健康上の問題となる有害化学物質が出ます。ほとんどのプラスチックは環境ホルモンと言われる物を放出するので私たちの体のホルモンのバランスを崩してしまいます。プラスチック容器は熱したり、熱いものや液体は入れないほうが良いと思います。

また、保存容器もなるべくプラスチックでないものを使用してください。

【圧力鍋】

圧力鍋で玄米などを炊くと強い発ガン性を持つアクリルアミドが出現します。AGEの中でももっとも悪玉とされる物質です。AGEとは老化を促進させる「糖化」のことを言います。

【電子レンジ】

電磁波の懸念もありますし、マイクロウェイブにより栄養素が変性したり、破壊されたりしてしまいます。電子レンジの危険性を証明した研究はハンス・ウーリッヒ・ヘテル博士の報告があります。電子レンジで温められた食べ物は栄養素が大きく変化し食べた人の血液中に劣化を示す変化を生じると述べています。

電子レンジを使用するとコレステロール値を上げる・白血球が増加する・放射性合成化合物の生成・ヘモグロビン値の低下などが起こります。

電子レンジの電磁波を軽減する調理器の利用をオススメします。

【IH調理器】

電磁波の発生率が高いため、食べ物だけでなく調理している人にも影響があると言われております。

IH調理器ではなく、ラジエントヒーターの利用をオススメします。これらの商品は、新医学宣言事務局にお問合せください。

安心安全な調理器具の選び方

これまでは使用法によって危険性の高い調理器具についてお話ししてきましたが、今度は、安全性の高い調理器具をご紹介していきましょう。もちろんすべては使い方にもよりますが、比較的人体に影響の少ないもの、安全性の高いものを選びました。

【ステンレス鍋】

比較的安全性の高い調理器具と言われていますが、酸性の食べ物を調理するとコバルトやクロムが融け出すと考える人もいます。

ステンレス鍋の中でもアレルギーを起こしやすいニッケルの少ない物が良いようです。磁石で引きつけられる物ほどニッケルが少ない様です。

【鋳鉄《ちゅうてつ》】

鉄鍋やフライパンを使うと鉄が融け出て、鉄分が摂れると言われています。

あまり鉄分が多すぎると男性や更年期の方は疲労感を感じますのでそうなったら控えま

しょう。

【セラミック】

セラミックの中でもセラミックコーティングの鋳鉄ホーロー鍋がより安全性の高い調理器具です。

【ガラス】

ガラスも釉薬や染料に鉛や重金属の入っていないものは安全性の高い調理器具です。伝熱性があまり良くないようですが、一度温まると保温が効きます。

【土鍋】

日本では昔から使われている伝統的な調理器具ですが、土鍋は栄養分を逃さずとても美味しく調理できるのでオススメです。ゆっくりと火が入るため、遠赤外線の熱エネルギーによって甘みが増してふっくら仕上がります。また、料理も冷めにくく、保温効果も抜群です。今一度、日本古来からの調理器具を見直してみるとよいでしょう。

【竹製品】

竹製の中華せいろは、個人的にとてもオススメです。何段かに分かれていますので、1度にいくつも調理ができ、経済的な上、油も使わずに調理ができます。せいろは電子レンジの代わりに、料理を温め直す時にも使えて、とても重宝します。

私は鉄鍋、土鍋、鋳鉄ホーロー鍋、ステンレス鍋、中華せいろを使って調理しています。特に土鍋と中華せいろは毎日使います。調理器具は良いものを手に入れると長く使えます。今使っている調理器具をチェックしてみてください。

そして次に購入する際、値段や使い勝手だけでなく、身体に優しい調理器具の観点から選ぶようにしましょう。

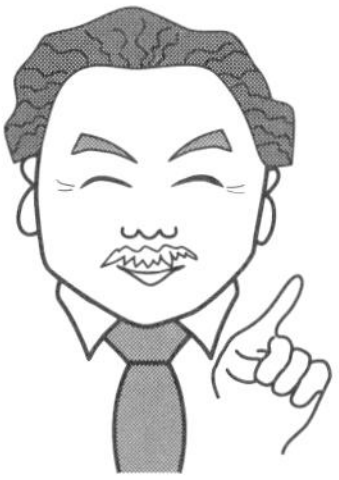

FASTING WORLD GOOD NEWS vol.10

文◎医療・環境ジャーナリスト　船瀬俊介

〈ファルマシア 1988 年 Vol.24　P674〉

長寿、老化予防の秘訣は「小食」コラム

スペインの老人ホームで、1,800 キロカロリーの食事を毎日与えたグループと、1,800 キロカロリーの食事と「水だけの断食」を交互にさせたグループを比べたところ、後者の老人たちが圧倒的に長生きしました。

長寿、老化予防の秘訣は「小食」にあるようです。

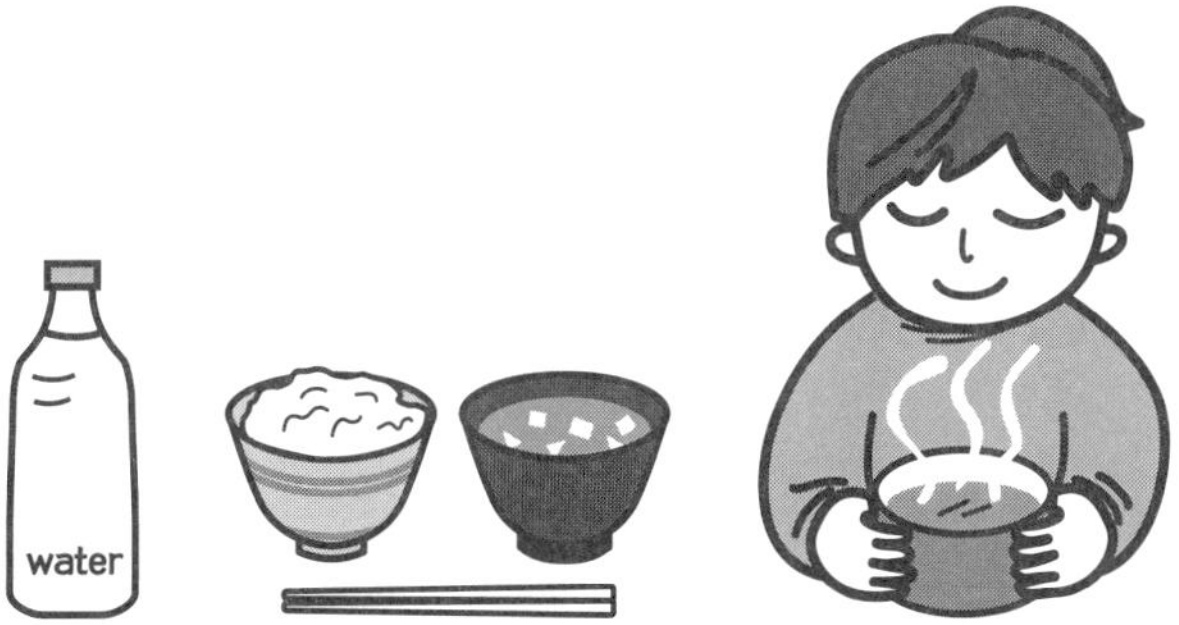

●おわりに

意識が変われば身体が変わる！

普段、私は食育や食養生、ファスティング講座などの講師をしています。
「食育のために必要なことは、健康になるために食べる物や食べ方の知識をつけて自分で考える力を養うこと」だとお伝えしています。
なぜなら私たちは、食べたもので心も体もできているからなのです。

私は、母親でもあります。これまで、子どもを持つお母さんを中心にさまざまな講座をとおして、お話して参りました。私の講座がはじまり、しばらくすると皆さんの顔が暗くなっていきます。

今まで子供が静かになるからと、とりあえずお子さんの口の中に飴玉を放り込んだり、喘息やアトピーがあるのに平気でチョコレートなどの甘いものを与えていたお母さんたちは、ショックを隠し切れない様子になります。また、お弁当デビューの幼稚園児ママたちのキッチンからは、何回も「チーン！」と音がします。添加物だらけの加工品や冷凍食品を電子レンジでさらに栄養素を破壊して、朝からせっせとお弁当箱に詰め込んでいたママたちも絶句し、言葉を失います。

また、病院では、貧血だと診断されて鉄剤を処方されるのに、鉄の吸収を阻害するカフェインの入った飲み物を飲まないように、食べ合わせや飲み合わせの正しい知識を与えてくれないことも多々あると聞きます。偏った知識と情報だけでは、健康になるどころか、病気を悪化させたり、病気の原因を生み出してしまうことすらあるのです。自分や家族の身は自分たちでしっかりと守らないといけない時代にきています。

そのためには、「食の見直し」が最強の身体治しになると信じています。

食べるリズム、食べる量、食べるものの内容、すべてはあなた自身の選択にかかっています。あなたの心臓を動かしてくれている細胞たち、身体中に栄養素を運び、老廃物を流し出すために休みなく流れる血液、外敵から守ってくれている皮膚組織たち、それ以外にも景色を映し出す目も、考える脳も、愛する人の声を聴く耳も、あなたの身体すべてをつくり出しているのは、あなたが取り込んでいる食べ物なのです。

食べ方や食べ物が変わると身体も変わり、心も変わり、生き方も変わります。

食べ物は嘘をつきません。

必要のないときは食べることをお休みしてみる。
食べることは生き方そのものだと言えるでしょう。
ですから、知識をつけることがとても大切なのです。

なにを食べるかを知り、その上で大いに食べることを楽しみましょう。
楽しむことによって自らの波動が上がり、私たちはより健康へと導かれていくのです。

本書を通じて、食べない選択も含め、皆さんの食に関する選択肢が広がり、食への意識がさらに高まっていけば嬉しいです。

皆さんが、幸せと健康のためのはじめの1歩が踏み出せますように…。
微力ではありますが、これからもお手伝いさせていただきたく思います。

最後にこの本を作るにあたって多大なるご協力いただいた
株式会社ＶＯＩＣＥの大森浩司社長

お茶の水クリニック院長　森下敬一先生
医療・環境ジャーナリスト　船瀬俊介先生
アンチエイジングトレーナー　白鳥一彦先生

皆様のご尽力なくしては書くことができませんでした。
心から感謝いたします。

参考文献（順不同・敬称略）
『自然医食のすすめ』　森下敬一
『脳がよみがえる断食力』　山田豊文
『三日食べなきゃ7割治る』　船瀬俊介
『若返ったぞファスティング』　船瀬俊介
『ショックやっぱり危ない電磁波』　船瀬俊介
『酵素が作る腸免疫力』　鶴見隆史
『食養生で病気を防ぐ』　鶴見隆史
『放射能と原発の真実』　内海聡
『これを食べれば医者はいらない』　若杉友子

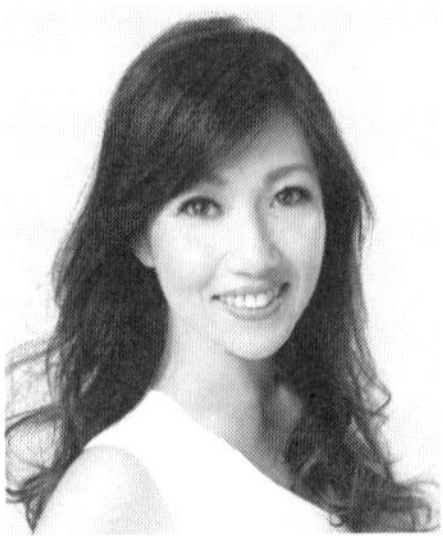

照井理奈

日本美セルフケアコンシェルジュ協会　代表理事
生活習慣病予防指導士

ファスティング、食改善、耳つぼセラピー、ダイエットを中心としたサロン、ユリシスボーテ主宰。美ボディウォーキング、ファスティング講座、生活習慣病予防講座、その他美容と健康に関するセミナー講師として企業やカルチャースクールにて活躍中。

【運営サロン】
http://ulyssesbutterfly.jimdo.com（Ulysses Beaute）
ブログ http://s.ameblo.jp/ulyssesbutterfly1219

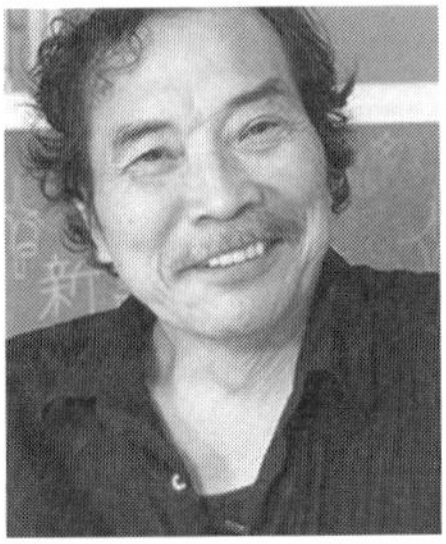

船瀬俊介

医療・環境ジャーナリスト
執筆家

著書「買ってはいけない」200万部大ベストセラーで話題を呼び、「抗がん剤で殺される」で一大センセーショナルを巻き起こす。独特の語りで、現代医療の矛盾と問題点に鋭くメスを入れる。温暖化などの地球環境問題、シックハウスなど健康問題、さらに文明論的視点から建築・医療・健康・食品の鋭い批評を展開。

【船瀬俊介公式HP】
http://funase.net/（メルマガ配信中）

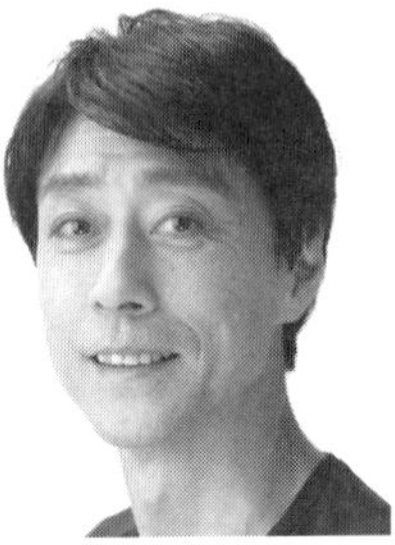

白鳥一彦

アンチエイジングトレーナー
新医学宣言事務局長

2017年現在63歳。タレント 辻 三太郎氏より『輝きの修行』を課せられ、驚異の若さを保っている。2014年より、医療・環境ジャーナリスト船瀬俊介氏のマネージャーとして活躍。船瀬俊介氏が提唱する『新医学宣言』の伝播に力を注いでいる。

【夢の中までアンチエイジング】
https://youtu.be/Y5rHfRHerQg（動画：音あり）

新医学宣言　事務局

http://www.new-medicine.jp/（賛同者よ集え!）
事務局 E-mail：newmedi@health.essay.jp

編　集　　　　　　北條明子（HODO）
装幀・DTP デザイン　細谷毅（HODO）
イラスト　　　　　山田くみ子

らくわく！
1 DAY ファスティング

2017 年 4 月 10 日　初版発行

著　者　照井理奈
監　修　船瀬俊介／白鳥一彦
発行者　大森浩司
発行所　株式会社 ヴォイス 出版事業部
〒 106-0031 東京都港区西麻布 3-24-17 広瀬ビル
TEL 03-5474-5777（代表）
TEL 03-3408-7473（編集）
FAX 03-5411-1939
http：//www.voice-inc.co.jp/

印刷・製本　株式会社光邦

落丁・乱丁の場合はお取り替えします。

ISBN978-4-89976-463-2　C0030